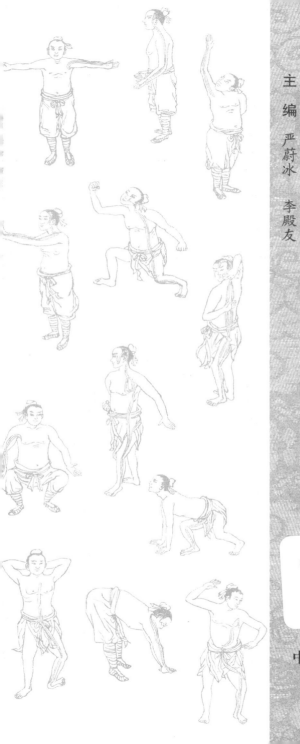

主编 严蔚冰 李殿友

帕金森病

导引康复法图解

U0189271

中国科学技术出版社

·北 京·

图书在版编目（CIP）数据

帕金森病导引康复法图解 / 严蔚冰，李殿友主编． — 2版． — 北京：中国科学技术出版社，2017.4（2024.12 重印）
ISBN 978-7-5046-7434-0

Ⅰ．①帕… Ⅱ．①严… ②李… Ⅲ．①帕金森综合征－康复训练－图解 Ⅳ．① R742.509-64

中国版本图书馆 CIP 数据核字（2017）第 056802 号

策划编辑	王久红　焦健姿	
责任编辑	黄维佳　王久红	
装帧设计	华图文轩	
责任校对	龚利霞	
责任印制	徐　飞	

出　　版	中国科学技术出版社	
发　　行	中国科学技术出版社有限公司	
地　　址	北京市海淀区中关村南大街 16 号	
邮　　编	100081	
发行电话	010-62173865	
传　　真	010-62179148	
网　　址	http：//www.cspbooks.com.cn	

开　　本	850mm×1168mm　1/32	
字　　数	106 千字	
印　　张	6	
版　　次	2017 年 4 月第 2 版	
印　　次	2024 年 12 月第 4 次印刷	
印　　刷	北京盛通印刷股份有限公司	
书　　号	ISBN 978-7-5046-7434-0/R·2016	
定　　价	25.00 元（扫二维码看康复视频）	

（凡购买本社图书，如有缺页、倒页、脱页者，本社销售中心负责调换）

作者简介

严蔚冰　中华中医药学会理事，上海中医药大学兼职教授，上海传承导引医学研究所所长，福建中医药大学"修园班"导师，国家级非物质文化遗产"中医诊疗法－古本易筋经十二势导引法"代表性传承人，全国中医药科普金话筒奖获得者，第五届全国优秀科技工作者，《中医导引学》主编，著有《古本易筋经十二势导引法（第3版）》《帕金森病整体运动锻炼法》等书。

李殿友　医学博士，上海交通大学医学院附属瑞金医院功能神经外科副主任医师。国内最早进行脑深部电刺激（DBS）治疗帕金森病研究的博士研究生。中华医学会神经生理监测学组委员。2001年开始从事DBS治疗帕金森病的手术及术后病人管理工作，每年完成帕金森病手术近百例。

内容提要

　　帕金森病患者通过导引康复治疗效果令人欣喜。本书采用图解的方式详细介绍了帕金森病临床表现，以及坐、卧、站、行导引法，消除运动障碍导引法，脊柱导引法，头面部导引按跷法，呼吸导引法，服药前后导引法，被动导引按跷法及其他辅助康复法。本书语言通俗易懂，内容详细，为方便读者学习和练习，特配指导演练操作视频，扫码观看，指导性和实用性强，是帕金森病患者康复的好帮手。

2001 年时，笔者曾整理过一套针对帕金森病患者生理和心理特点设计的康复方法——帕金森病整体运动锻炼法，并在第四届汉城亚太地区帕金森病会上发表，受到与会专家的欢迎。2003 年《帕金森病整体运动锻炼法》一文获第二届中华名医世界论坛金奖。

随着《帕金森病整体运动锻炼法》逐渐在帕金森病患者中传开。虽然各方面反响颇佳，然笔者总觉其在帕金森病诸多症状的深入研究方面尚显不足，仍须潜心整理、深入研究。无奈事物缠身，无暇分心顾及。

2011 年，笔者在上海市科协的支持下成立了上海传承导引医学研究所，并与上海交通大学医学院附属瑞金医院功能神经外科李殿友医生合作，以中医导引学理论和方法对帕金森病患者术后（服药后）吞咽障碍和行走障碍进行功能性康复。吞咽障碍是帕金森病患者致死率最高的症状，而行走障碍则对患者的日常生活带来极大的困难。李殿友医生是帕金森病手术治疗方面的专家，他不但有着精湛的医术，在医德方面更是值得称道。

我们将患者进行分类筛选，对筛选出的具有典型特征的患者进行导引康复法的治疗、心理障碍的调摄，并对他们的护理人员进行了针对性的指导，积累了一些经验和阶段性成果。为了更好地帮助广大帕金森病患者，我们将这些经验整理成《帕金森病导引康复法（图解）》一书，以方便大家学习和使用。相信本书会比《帕金森病整体运动锻炼法》更有针对性和可操作性。今后我们也将针对帕金森病其他症状陆续整理出版系列相关图书。希望这些经验能给予帕金森病患者一些切实的帮助。

帕金森病患者的康复是一场持久战，更是一场拉锯战，除了要寻找到一套适合帕金森病患者康复的科学方法外，更重要的是要帕金森病患者及其护理人员树立起坚定的信心。如何树立信心？其实当我们理性地直面问题时，就已经迈出了最关键的一步。让我们以积极的心态、科学的方法，齐心协力、共度难关。希望这些方法和经验能成为帕金森病患者在康复道路上的一支"拐杖"，帮助我们坚定信心，迎接明天的新生活。

编者

2013 年 4 月

序 一

　　中医学将帕金森病归于颤证范畴。早在 2000 多年前《黄帝内经》对此已有认识。《素问·至真要大论篇》载："诸风掉眩，皆属于肝。"《素问·五常政大论篇》中有"其病摇动""掉眩巅疾""掉振鼓栗"等描述，阐述了该病以肢体摇动为其主要症状，属风象，与肝、肾有关，为后世对颤证的认识奠定了基础。明代楼英《医学纲目·颤振》说："颤，摇也；振，动也。风火相乘，动摇之象，比之瘛疭，其势为缓。"还指出："风颤者，以风入于肝脏经络，上气不守正位，故使头招面摇，手足颤掉也。""此证多由风热相合，亦有风寒所中者，亦有风夹湿痰者，治各不同也。"肯定了《黄帝内经》中"肝风内动"的观点，阐明了风寒、热邪、湿痰均可作为病因而生风致颤，并指出本病与瘛疭有别。明代王肯堂在《证治准绳·颤振》中指出："此病壮年鲜有，中年以后乃有之，老年尤多。夫老年阴血不足，少水不能制盛火，极为难治。"

　　如今帕金森病已成为世界三大脑病之一，全球共有600 万帕金森病患者，中国有患者 200 万以上，居世界首位。近年来，帕金森病患者正趋于年轻化，这就需要更多的专业人士从自身领域出发，共同探讨和研究这一课题。李殿友博士、严蔚冰所长分别从功能神经外科和中医导引学两方面出发，由治疗和康复两方面着手，以中医导引学为核心，针对性地对帕金森病患者药物治疗后、手术后以及各阶段的典型症状，给出了详细的应对方案。

帕金森病是一种退行性疾病，如果在治疗过程中有科学的康复手段及时介入，将有助于缓减和消除一系列症状，使患者能在较长时间内仍能保持自理能力，提高生活质量。另外，由于帕金森病的高度异质性，不同的患者疾病发展速度各异，而且在不同时期表现出的症状也不尽相同。因此，对帕金森病的康复治疗不但需要丰富的临床实践经验，还需要从整体观的角度，对患者工作、生活、心理等因素都要有相应的了解和分析，才能给出适合的方案。而这正是中医药学以"人"为研究对象的特点所在。

导引按跷是中国古代医学五大体系之一，历来是中医治未病的重要手段。通过调身、调息、调心，达到"正气存内，邪不可干"。患者由于自身正气亏虚，由劳损或感受外邪而致气血不通、痰瘀内结、经脉闭阻影响脏腑而患病。帕金森病导引康复法特别强调通过对人体经筋的调摄，由经筋影响经络、脏腑，从而逐渐恢复和提高人体的自我调摄能力和自我康复能力。因此，导引是巩固疗效、缓减甚至消除不良症状及改善身心健康状态的重要手段。

目前对帕金森病的认识仍有待深入，无论是发病机制、临床演变规律，还是治疗靶点及预防的切入点等都需要继续深入探讨，值得欣喜的是我国已经有一批高层次中西医专家，从中西医学及生命科学等不同的角度，各擅其长地进行了富有成果的研究。李殿友博士、严蔚冰所长是我国著名医家，在功能神经外科和中医导引学方面素有造诣。在本书撰写过程中，他们从中医学整体观及辨证施治思路出发，结合帕金森病现代病理学的特点，应用导引处方学模式，从整体到单一病症编制了全套科学、实用的功法，经过多年的临床实践已证实其有效性，对某些病症及功能障碍更有显著效果，展示了中西医结合的优势。全书理论与实践结合，条分缕析，图文并茂，成为帕金森病防治体系中独具特色的亮点，当属我国学者一份厚重的奉献，可敬可贺，斯以为序。

上海中医药大学终身教授

中国中医药学会副会长

中国中医骨伤科学会会长　　施杞

世界中医骨伤科联合会执行主席

2013 年 5 月 29 日于衡山书苑

序　二

帕金森病是中老人常见的神经系统变性疾病，中国目前有 200 万以上的患者，随着我国人口老龄化和诊断水平的提高，帕金森病患者的人数将不断增加。目前临床上经常应用的药物和手术治疗，仅能改善或消除对生活影响较大的震颤、僵直、动作迟缓等常见运动症状以及抗帕金森病药物引起的运动并发症，对于病情逐渐进展而出现的言语不清、吞咽困难、步态障碍、容易摔跤等症状效果并不明显。

康复训练具有药物治疗、手术治疗所无法替代的作用，早期系统化的康复训练可以预防和改善帕金森病的运动功能障碍，维持充分的活动范围和能力，使患者保持较为满意的日常生活能力和生活质量，还可以防止一些帕金森病的关节僵化等远期并发症。与药物和手术治疗不同，康复疗法安全性高，没有任何不良反应或并发症，是非常健康的"绿色治疗"。因此，康复疗法既独立于药物、手术治疗之外，具有辅助治疗作用，又联系于药物、手术治疗之间，预防或减轻两者的并发症或不良反应，可以起到"矫枉过正"的作用。

目前还没有关于帕金森病康复治疗专门的学习教材。严蔚冰所长和李殿友博士通过长时间对帕金森病患者的观察、沟通、治疗、康复，针对患者的运动障碍以及经过药物、手术治疗后产生的不良反应，给出了针对性的导引方法，编写成《帕金森病导引康复法（图解）》。书中系统地描述了帕金森病常见临床症状的导引康复治疗方法，帕金森病的各个阶段都可以采用，对于无法采取主动锻炼的患者，其家属和护理人员可以通过辅助的方法帮助患者被动性康复锻炼。俗话说：打铁还须自身硬，本书还特别强调了护理人员自身的身心健康状态对患者康复过程中的影响，专辟章节介绍护理人员强筋导引术，还专门配备了视频资料，对于帕金森病患者、护理人员以及从事帕金森病治疗的医务人员具有重要的实用价值。相信本书的出版能够为帕金森病患者和医务人员提供重要的参考。

亚洲功能神经外科学会主席

世界立体定向及功能神经外科学会常委

上海交通大学医学院附属瑞金医院功能神经外科主任

孙伯民

2013 年 5 月 4 日

序 三

帕金森病是一种令人痛苦的疾病，它无时无刻不在折磨着患者和家属的精神和肉体，病人形容自己"每天在天堂和地狱间徘徊"。同时帕金森病也是一个谜一样的疾病，它有太多的谜没有解开。例如，为什么一位多年瘫痪在床的帕金森病患者，遭遇火灾的时候可以迅速从床上爬起来逃生；为什么有的患者可以自如地上下楼梯，却在平地步履艰难；为什么有的患者起步困难，足底就像粘在地上一样，一旦启动，却又可以像正常人一样行走；为什么有的患者药物起效时会突然失效等，这些令人不解的现象，吸引着科学家们为之不眠。

虽然目前的治疗方法为延长患者的生命和减轻痛苦起到了积极的作用，但帕金森病患者，尤其是中、晚期患者生活质量持续下降确是不争的事实。

长期以来，帕金森病的治疗重视药物和手术，而康复锻炼却没有受到足够的重视。实际上，康复治疗对改善帕金森病患者的生活质量和延缓病情进展，有着药物和手术不可替代的作用。临床上我们也发现运动可以减轻帕金森病的症状，如果患者因为某种原因卧床一段时间后，尽管按时、按量服用药物，其活动能力仍会明显下降。

虽然已经有许多研究表明，打太极拳、散步、跳探戈舞、水疗、练习瑜伽、有针对性的步态训练等都对帕金森病的康复有益，但无论在国际上还是在国内，均缺乏系统的康复治疗方法。严蔚冰所长和李殿友博士共同完成的《帕金森病导引康复法（图解）》一书，应用国粹中医学的原理，结合现代医学的康复理念，将古代易筋经中锻炼经筋以保健强身的导引方法引入帕金森病的康复治疗，形成了一套独特的康复方法，并应用到临床实践中，取得了良好的效果。我有幸先睹本书的全部内容，获益匪浅，相信本书能成为从事帕金森病研究的临床医生和广大帕金森病患者及其家属难得的好教材，能使广大的帕金森病患者获益，同时推动帕金森病康复治疗事业的发展。

中华医学会神经病学分会帕金森病学组委员
广东省医学会神经病学分会帕金森病学组副组长
四川省八一康复中心主任、四川省康复医院院长

邵明博士

2013 年 5 月 1 日于成都温江

关注帕金森病

　　帕金森病作为现代社会三大老年人脑病之一，无论男、女，也不分种族和社会地位，已成为一种常见的疾病，而且随着社会人口老龄化，发病率也随之高了起来。另外，由于城市的快节奏生活和工作上的压力，为数不少的中、青年人也患了帕金森病。目前，在世界范围内，帕金森病尚没有一个普遍有效的根治方法。但随着科技的发展，相信会有更多的治疗方法和康复手段带给我们希望。

　　帕金森病病名源自英国医生詹姆斯·帕金森（1755—1824）62岁时写的一篇报道《颤抖麻痹症》，50多年后由法国神经学权威最先将他的临床病情确立为帕金森病。这篇报道中希望后人："能提供最适当的方法，解除此病带来最令人难以承受的长期痛苦。"

　　帕金森病患者的痛苦和其亲人们的揪心是难以言表的。帕金森病患者脸部没有表情，行动变得迟缓僵硬，还表现在交流、言谈、行走、书写及吞咽等方面都出现障碍，尤其是帕金森病患者的家属，面对着遭受疾病折磨的亲人，除了担心他跌倒和呛咳外，不知道应该如何去帮助亲人减轻痛苦，而病情却还在不断发展，帕金森病患者家属们束手无策，而导致心力交瘁。

中医学将帕金森病称为"麻痹震颤"，将其归属中医"颤证"范畴。

明代《证治准绳》载："颤，摇也；振，动也；筋脉约束不住而不能任持，风之象也。"又载："此病壮年鲜有，中年之后始有之，老年尤多，夫老年阴血不多，少水不能制盛火，极为难治。"古人也已经认识到帕金森病极为难治。

《黄帝内经·素问》中《至真要大论第七十四》记载："诸风掉眩，皆属于肝。"说明帕金森病属风象，与肝有关。

中医学认为："肝藏血，主筋。"

由此可见帕金森病与肝、风、筋有关，而此论一直为历代中医所宗。

中医导引学是中医最古老的五种治疗技术之一。旨在通过改善人体的自组织能力和自康复能力来达到身、息、意三者和谐统一。

中医导引学中特别强调对人体经筋的调摄。中医学认为人体有十二经筋，经筋连骨络肉，遍及全身，与人们的运动和健康息息相关。《医宗己任编》载："大抵气血俱虚不能荣养筋骨，故为之振摇，而不能主持也。"

帕金森病导引康复法主要作用是"导气令和，引体令柔"，通过导引经筋来改善气血，使气血和顺从而荣养筋骨和脏腑。

现代医药学对于帕金森病有很成熟的药物治疗和外科手术疗法，但是医生们对于服药或手术后的帕金森病患者病情的反复也感到力不从心。因此，帕金森病患者需要全社会来共同关爱。欧洲帕金森病联合会和世界卫生组织将把每年的 4 月 11 日定为"世界帕金森日"，以此提醒全社会都来关爱帕金森病患者。

关爱帕金森病患者

　　从 1997 年开始，欧洲帕金森病联合会将每年的 4 月 11 日定为"世界帕金森日"，而这一天也正是最早记录、描述此病的詹姆斯·帕金森博士的生日。此举旨在唤起全人类对帕金森病患者的关注。世界卫生组织（WHO）全力支持了此项决定，各国纷纷成立了帕金森病病友会，成员有帕金森病患者、医生、患者家属和义工等，每年都举办病友交流活动。有的国家还设立了专属网站，发行帕金森病会刊，出版帕金森病的相关科学普及著作。欧洲还研发了很多适合帕金森病患者的日用品，如专用的茶杯、手杖等，有的帕金森病患者家属还专门改造了家庭生活设施，如选购稳固的座椅，加固了床位，改造了卫生间设施等。还有不少热心的朋友积极推荐帕金森病患者进行康复锻炼，如教他们练习拳操、游泳，家属陪同患者散步等。这些做法出发点是好的，但是其实际疗效却难以令人满意。

　　事实上帕金森病患者的个体差异性非常大，即使是同一个人在不同病期，经不同治疗手段所产生的的问题也是全然不同的。这确实需要针对帕金森病患者的不同表现症状，给出一系列科学合理、安全有效的康复解决方案。这样做虽然繁琐复杂，但实际疗效会更好。本书就是希望能在这些方面作些尝试和努力。

对于帕金森病而言，我们通常需要在预防、治疗和康复三个方面做出努力。

说到帕金森病的预防，可能绝大多数的健康人都会认为这一话题离自己很遥远，其实这恰恰是阻止帕金森病发病率上升的主要手段。古语云："上工治未病。"意概类此也。

帕金森病早期的发现在于患者本人及其身边的亲友，如发现有异常，应及早诊断，切忌讳疾忌医，到了实在忍受不住了再去寻医问药，就白白地错过了最佳康复期。我们认为，帕金森病的治疗和康复是应该同步进行的。消极被动地依赖医药治疗，忽视康复治疗的重要性，是目前普遍存在的误区。如果不重视康复治疗时间越久，医生和患者的信心就越受挫折。如果能够将治疗和康复同步介入，那么情况就会好许多。

我们应当怎样看待帕金森病患者的治疗、康复和护理？首先，可以对其所占比重大致做个划分：患者接受正确的诊断和治疗占50%（如专科医生诊断、设备检查、药物治疗，外科手术治疗等）；患者的自身康复占40%，患者家属的科学护理占10%。其中正确的诊断和治疗是医生的事；科学护理是家属的事；康复方法的学习和重复练习，则只有靠患者自己。

人们会问：帕金森病既然无法痊愈，那么康复对帕金森病有什么意义呢？回答是：帕金森病患者有没有科学合理的康复方法介入其结果是完全不同的。我们知道帕金森病是退行性疾病。无数的病例告诉我们，两个同时患病的病友一个仅消极地依赖医药治疗手段，而另一个则在医药治疗的同时，积极进行有针对性的康复锻炼。5～7年后他们的疗效完全不同。前者只能坐在轮椅上、基本丧失生活自理能力，药物开启时的痛苦日增，药效持续时间日短，患者及身边的亲人心理压力巨大。而后者则将适合于他们的科学有效的康复方法融入日常生活中去，在各种问题产生时能用适当的康复方法积极配合医生治疗，能将帕金森病的退行性变降至最低，使他们能独立完成一些基本的生活和工作，这样，他们的生活质量和生命质量也会有保证。

亲爱的帕金森病友：您的信心最重要，请记住您今天的身体状况是最好的。努力保持住今天的状态要靠自己不懈的努力！康复是"持久战"，从表面上看是锻炼身体，实质上是锻炼意志。在这一点上没有任何人或物能够替代，唯有靠自己，我们在为您提供系统的技术指导的同时，也在和您一起加油！一起坚持！

目　录

第 1 章　帕金森病的常见临床表现

一、帕金森病的常见运动症状 …………………… 1

    1. 静止性震颤 ………………………… 2

    2. 肌僵直 ……………………………… 3

    3. 动作迟缓 …………………………… 5

    4. 姿势和平衡障碍 …………………… 6

    5. 冻结步态 …………………………… 7

二、帕金森病常见的运动并发症 ………… 8

    1. 异动症 ……………………………… 9

    2. 症状波动 …………………………… 10

    3. "开－关"现象 …………………… 11

    4. 冻结现象 …………………………… 11

三、帕金森病的非运动症状 ……………… 12

    神经、精神症状 …………………………… 13

    自主神经功能障碍 ………………………… 17

    睡眠障碍 …………………………………… 22

第2章 易学易用的导引康复法

一、中医导引学与帕金森病康复·············· 23

二、帕金森病导引康复法与运动锻炼······ 26

　　1. 体育锻炼与导引康复 ·············· 28

　　2. 太极拳与导引康复 ·············· 28

　　3. 休闲运动与帕金森病康复 ·········· 29

第3章 帕金森病导引康复法

一、中医导引术与运动障碍················ 32

二、帕金森病导引康复法的要领及禁忌······33

　　1. 调整形体的要领——伸筋拔骨 ·········· 33

　　2. 调整呼吸的要领——屈呼伸吸 ·········· 33

　　3. 调摄意念的要领——守中用和 ·········· 34

三、坐、卧、站、行导引法··············34

　　1. 坐姿导引法 ·············· 35

　　2. 卧姿导引法 ·············· 37

　　3. 站立导引法 ·············· 40

　　4. 行走导引法 ·············· 45

四、消除运动障碍导引法··············50

　　1. 防止摔倒导引法 ·············· 51

　　2. 防止重心不稳导引法 ·············· 52

3. 起步困难的导引法 ················ 55

4. 消除下肢肿胀导引法 ············ 57

五、脊柱导引法················60

1. 脊柱健康与帕金森病康复 ····· 60

2. 颈椎导引法 ···················· 61

3. 胸椎导引法 ···················· 62

4. 脊椎导引法 ···················· 63

六、头面部导引按跷法··········65

1. 虎戏导引法 ···················· 65

2. 运转眼球导引法 ··············· 66

3. 捏耳轮导引法 ················· 67

4. 十指梳头导引法 ··············· 67

5. 按揉承泣导引法 ··············· 69

6. 脸部小导引法 ················· 69

7. 鸣击天鼓导引法 ··············· 73

8. 抚摩面部导引法 ··············· 74

七、呼吸导引法················75

1. 胸式呼吸法 ···················· 76

2. 吐故导引法 ···················· 76

3. 呻吟导引法 ···················· 77

4. 叹息导引法 ···················· 78

5. 内压导引法 ···················· 78

6. 龟息导引法 ································ 79

7. 发声导引法 ································ 80

八、服药前后导引法 ······················· 81

1. 调理脾胃导引法 ························ 82

2. 双手托举导引法 ························ 84

3. 双手高举导引法 ························ 87

4. 助动单举导引法 ························ 88

5. 助动双举导引法 ························ 90

九、被动导引按跷法 ·······················92

1. 捏足趾与手指按跷法 ················ 93

2. 点按导引法 ···························· 95

3. 拍打法 ································· 97

十、其他辅助康复法 ······················· 103

1. 服药前后的准备 ······················ 104

2. 鼓腮搅舌导引法 ······················ 105

3. 关于流涎和咽津 ······················ 106

4. 数息法 ······························· 106

5. 养生服饵方 ··························· 107

6. 艾灸法 ······························· 108

十一、导引康复法的机制 ·················· 109

大脑皮质感觉区、运动区与导引康复 ········ 109

第 4 章　护理人员强筋导引术

一、经筋与健康…………………………………… 116

二、强壮筋骨的易筋经十二势导引法…… 117

三、易筋经十二势经筋导引图谱………… 118

1. 韦陀献杵第一势——疏导手太阴经筋……… 118

2. 韦陀献杵第二势——疏导手少阳经筋……… 119

3. 摘星换斗势——疏导手少阴经筋………… 120

4. 出爪亮翅势——疏导手阳明经筋………… 121

5. 倒拽九牛尾势——疏导足阳明经筋……… 122

6. 九鬼拔马刀势——疏导足太阳经筋……… 123

7. 三盘落地势——疏导手厥阴经筋………… 124

8. 青龙探爪势——疏导足少阳经筋………… 125

9. 卧虎扑食势——疏导足厥阴经筋………… 126

10. 打躬势——疏导足少阴经筋…………… 127

11. 工尾势——疏导手太阳经筋 ………… 128

12. 收势——疏导足太阴经筋 ………… 129

附录 A　帕金森病的诊断标准

一、英国脑库帕金森病诊断标准………… 130

二、帕金森病 H&Y 分级 ……………… 132

附录 B　统一帕金森病评分量表

Ⅰ. 精神、行为和情绪·····················133

Ⅱ. 日常生活能力（"关"和"开"期）··· 135

Ⅲ. 运动检查·····························138

Ⅳ. 治疗的并发症（记录过去1周的情况）143

Ⅴ. 修订的 HOEHN&YAHR 分级·········146

Ⅵ. SCHWAB&ENGLAND 日常活动能力

量表·······························146

附录 C　帕金森病的常用治疗药物及用药

原则

一、帕金森病的常用治疗药物·············148

二、帕金森病的药物治疗原则·············152

附录 D　帕金森病的手术治疗

一、手术的时机·······················155

二、手术方法·························157

后记·································164

第1章

帕金森病的常见临床表现

　　帕金森病常见的临床表现包括静止性震颤、僵直、运动迟缓以及姿势平衡障碍等运动症状，长期服药会导致异动症、剂末现象、开-关现象、晨僵等运动并发症，帕金森病患者还会有抑郁、焦虑、痴呆等神经精神症状，以及睡眠障碍、便秘、直立性低血压等非运动症状和体征。这些临床症状都对患者生活质量有十分巨大的影响。全面了解帕金森病的不同临床表现，有助于正确认识帕金森病并采取正确的治疗康复方法。

一、帕金森病的常见运动症状

　　帕金森病起病缓慢，最初的症状往往不被人所注意。帕金森病的首发症状存在着个体差异，出现的顺序依次为：震颤＞肌僵直或动作迟缓＞动作不灵活和（或）书写困难＞步态障碍＞肌痛、痉挛、疼痛＞语言障碍＞全身乏力、肌无力＞流口水与面部表情减少。部分帕金森病患者早期也可能只表现为嗅觉减退、睡眠障碍、便秘、特发性震颤、焦虑、抑郁等情绪障碍。

1. 静止性震颤

震颤是帕金森病最常见的首发症状，约 70% 的患者首先出现该症状。通常从某一侧上肢远端开始，以拇指、示指及中指为主，表现为手指像在搓丸子或数钞票一样的运动。然后逐渐扩展到同侧下肢和对侧肢体，晚期可波及下颌、唇、舌和头部。在发病早期，震颤往往是手指或肢体处于某一特殊体位的时候出现，当变换一下姿势时消失。以后发展为仅于肢体静止时出现。例如，在看电视时或者和别人谈话时，肢体突然出现不自主的颤抖，变换位置或运动时颤抖减轻或停止，所以称为静止性震颤，这是帕金森病震颤最主要的特征。震颤在病人情绪激动或精神紧张时加剧，睡眠中可完全消失。

震颤的另一个特点是其节律性，震动的频率是每秒钟 4～6 次。这个特征也可以帮助我们区别其他的疾病，如因舞蹈症、小脑疾病及甲状腺功能亢进症等引起的颤动。

肢体震颤不一定是帕金森病。按照震颤是肢体活动状态的行为学分为两种：①有一些人的肢体一般情况下不震颤，但在拿东西的时候，如用筷子夹食物或端杯子喝水的时候出现震颤，这在医学上称为动作性震颤，与帕金森病的静止性震颤是完全不同的，如果没有其他的症状，一般是原发性震颤，用左旋多巴治疗是无效的，但饮酒后可使病情减轻，对 β 受体阻断药—普萘洛尔治疗有效。②还有其他的一些情况也可以出现震颤，如甲状腺功能亢进症，其特点是双侧肢体的细震颤，频率快，尚伴有心动过速、疲乏无力、多食易饿、消瘦以及多汗怕热等症状。而帕金森病的震颤多从身体的一侧开始，一般在几年之后另一侧才会受到影响，而其他疾病引起的震颤多为双侧同时起病。

多巴胺类药物对帕金森病的震颤有效，对于震颤明显且年龄较轻的患者可以首先选用抗胆碱能药物（如安坦）或 DR 受体激动药（如森福罗，泰舒达）等。对于药物难治的帕金森病震颤，单侧症状可以做毁损手术或 DBS 手术，对于双侧症状，尤其是头面部的震颤，要做双侧的脑深部电刺激手术。

2. 肌僵直

帕金森病患者的肢体和躯体通常都失去了柔软性，变得很僵硬。病变的早期多自一侧肢体开始。初期感到某一肢运动不灵活，有僵硬感，并逐渐加重，出现运动迟缓甚至做一些日常生活的动作都有困难。如果抬起患者的上肢或下肢，帮助他活动关节，你会明显感到他的肢体僵硬，活动其关节很困难，像在来回折一根铅管一样，则称为"铅管样强直"。如果患肢同时有震颤，则有断续的停顿感，就像是两个咬合的齿轮转动时的感觉，则称"齿轮样强直"。在疾病的早期，有时肌强直不易察觉到，此时可让患者主动活动一侧肢体，被动活动的患侧肢体肌张力会增加。

僵直可以累及四肢、躯干、颈部和头面部肌肉而呈现特殊的姿势。

心理枕：僵直常首先出现在颈后肌和肩部，当患者仰卧床上时，头部可能保持前屈数分钟，在头和床垫之间留有一定的空间，即"心理枕"。

路标现象：多数患者上肢比下肢的僵直严重，让患者双肘搁在桌上，使前臂与桌面垂直，两臂及腕部肌肉放松，帕金森病患者由于腕关节伸肌僵直而保持伸直位置，像铁路上竖起的路标，称为"路标现象"，对于诊断早期帕金森病有价值。

面具脸：面肌僵直可以出现与运动减少一样的"面具脸"，面部表情减少。

猿猴姿势：四肢、躯干、颈肌同时受累，肌张力增高，但静止时屈肌张力较伸肌高，患者头前倾，躯干略屈，上臂内收，双上肢紧靠躯干，肘关节弯曲、腕略伸、指掌关节弯曲而指间关节伸直，拇指对掌，髋及膝关节轻度弯曲，呈现"猿猴姿势"。

肌僵直严重的患者可以引起肢体的疼痛，容易误诊为肩周炎、风湿病，要注意鉴别。任何稳定期的患者僵直的程度不是固定不变的，一侧肢体的运动、应激、焦虑均可以使对侧肢体僵直增加，增强效应还受到患者的姿势影响，站立比坐位时明显。

3. 动作迟缓

动作迟缓指动作变慢，始动困难，主动运动丧失。患者的运动幅度会减少，尤其是重复运动时。根据受累部位的不同运动迟缓可表现在多个方面。

在疾病早期，由于手指和前臂的僵直，导致上肢的精细动作变慢，活动范围变窄。病人上肢的精细动作，如解系鞋带、扣纽扣等动作变得比以前缓慢许多，或者根本不能顺利完成。写字也逐渐变得困难，笔迹弯曲，以前漂亮的字迹不见了，而且还越写越小，这在医学上称为"小写症"。发病早期还有联合运动功能受到影响，行走时双上肢的前后摆动减少或消失；不能一边回答问题一边扣衣服。随着疾病的进展，出现动作笨拙、不协调，精细动作受到影响，日常生活如洗脸、刷牙、穿衣服、系鞋带等不能自理。

面部肌肉运动减少，病人很少眨眼睛，双眼转动也减少，常常盯着一个地方，表情呆板，以前和蔼可亲的面容消失了，就好像戴了一副面具似的，医学上称为"面具脸"或"扑克牌脸"，此时面部表情反应非常迟钝，而且过分延迟。

随着病情进展，患者下颌、舌、软腭和喉部肌肉受到影响，会出现发音障碍。由于声带功能减退以及吸气压力不够，出现声音嘶哑，早期的表现为声音小，像与人耳语，而且音调低，难以听见，声音维持在同一水平上，缺乏情感和重音的变化，最后可以发展至模糊发音；运动减少引起的构音不全，重复语言以及口吃，说话时速度越来越快，无停顿，统称为本病的"慌张语言"。对语言障碍目前主要采用康复锻炼的方法阻止病情进展。

疾病影响口、舌、腭及咽部肌肉的运动，导致吞咽障碍，表现为流涎、进食困难和呛咳。病人不能自然咽下唾液，导致流涎，早期发生在夜间，清晨会在枕头上见到唾液痕迹，后期白天也会大量流涎，需要常用纸巾和手帕擦拭。由于进食、饮水呛咳，只能服用半流质饮食，晚期甚至不能进食，需要鼻饲或静脉营养。由于吞咽功能障碍导致的吸入性肺炎、窒息以及恶病质，是帕金森病患者的死亡原因，药物和手术治疗效果都不显著，应早期进行康复锻炼，延缓症状出现的时间以及严重程度。

帕金森病影响下肢时，步态障碍表现比较突出，表现为小碎步、前冲步态、慌张步态或单侧下肢拖曳。在行走时拖步，常常从一侧下肢开始，逐渐累及双侧下肢，行走速度变慢，步距变小。随着病情发展，行走时起步困难，不能迈步，双脚像粘在地上；一旦开步，身体前倾，重心前移，以极快的步伐向前冲去，步伐小而越走越快，不能及时停步或转弯困难，即所谓"慌张步态"。

4. 姿势和平衡障碍

躯干肌肉受累，会出现姿势反射和平衡障碍，多见于中、晚期帕金森病患者，对生活影响严重。

姿势反射可通过后拉试验来检测：检查者站在患者的背后，嘱患者做好准备后牵拉其双肩。正常人能在后退一步之内恢复正常直立，而姿势反射消失的患者往往要后退三步以上或是需人搀扶才能直立，即平衡障碍。此时帕金森病已进入中期。因为有平衡障碍，患者向后转弯时必须采取连续小步，使躯干和头部一起转动，行走时容易向前跌倒，常发生肩部或者髋骨骨折。此时康复和日常生活指导非常重要。

5. 冻结步态

"冻结'表现为突然运动不能，是动作的起始或连续有节奏的重复性动作（言语、行走、书写等动作）困难。冻结现象是个独立的临床表现，晚期帕金森病患者最常见的是冻结步态，又称为冻僵步态或冻僵足，是帕金森病患者跌倒的常见原因。冻结步态表现为起步犹豫，双足似乎粘在地上，或行走时突然出现短暂的不能迈步，须停顿数秒后才能再继续前行或无法再次启动。冻结现象常见于开始行走时（始动困难）、转身、接近目标时或担心不能越过已知的障碍物时（如过门槛，穿过旋转门等）。冻结现象与疾病的持续时间和严重程度有关，常见于帕金森病中、晚期，如果疾病早期出现，并且是主要症状，要考虑是否为进行性中枢性麻痹、多系统萎缩等帕金森综合征。

临床上冻结现象与少动并不一致，少动者对多巴胺治疗反应好，而冻结现象对左旋多巴的治疗反应差。患者可以通过默念口令、视觉暗示、跟随音乐或节拍器行走等改善，必要时要使用助行器甚至轮椅，做好防护。冻结步态多为突然发生，不可预知，是患者损伤和跌倒的重要原因，而且是病人生活质量下降的重要独立危险因素。

出现类似帕金森病的运动症状者要到神经内科专科门诊确诊，书中介绍了帕金森病的诊断标准见附录 A。

对于帕金森病的运动症状，以药物治疗为主，常用治疗药物及用药原则见附录 C。对于药物无法有效控制的症状或者无法耐受药物不良反应的患者，如果日常生活能力受到影响，可以在医生的建议下考虑早期手术治疗（见附录 D）。单侧症状者可行毁损手术或脑起搏器手术；双侧症状者要做脑起搏器手术。

二、帕金森病常见的运动并发症

中、晚期帕金森病患者，因为长期服用抗左旋多巴类药物可出现运动并发症，包括症状波动和异动症。国外文献报道，左旋多巴治疗 4 年后症状波动的发生率为 12% ～ 60%，异动症的发生率为 8% ～ 64%。对于调整药物剂量及服药次数仍然无法改善的运动并发症，可以考虑脑深部电刺激手术治疗。

1. 异动症

异动症又称运动障碍，表现为头面部、四肢或躯干的不自主舞蹈样、投掷样运动以及肌张力障碍样动作。异动症一般是在用药 5 年后出现，与药物的剂量有关，常常是美多巴或息宁用药的剂量达到 3 片以上，出现该并发症者约占 20%。异动症以年轻人为多，通常自患者受累最严重的一侧足部开始。如果只是轻度的不自主运动并且减少药物后病情又加重，则可以维持原治疗不变。因为轻度的异动相对僵直或持续震颤状态而言，病人要感到舒服许多，同时对身体不会有什么损害，反而因为身体的运动改善，对身体素质的改善有一定好处。异动症常见的临床类型有三种。

（1）**剂峰异动症**：剂峰异动症最常见，在左旋多巴血药浓度达峰值时（服药 1 ～ 2 小时）出现，表现为手、足、躯体、舌的不自主运动，步态不稳，说话、吃饭、穿衣等困难。剂峰异动症，往往是药物剂量偏大的信号。处理方法：①减少每次服用的复方左旋多巴剂量；②若患者单用复方左旋多巴，可以适当减少剂量，同时加用 DR 受体激动药或加用 COMT 抑制药；③加用金刚烷胺；④复方左旋多巴缓释片换为标准片。也有报道用少量的氯氮平可以控制剂峰异动症。

（2）**双相异动症**：患者在药物起效的开始和剂末出现的异动症，称为双相异动症，表现为帕金森病症状缓解—异动症—缓解—异动症—帕金森病症状，通常影响下肢，可能与多巴胺的储存能力下降，血药浓度不稳定有关。双相异动症控制较困难，可加用长半衰期 DR 激动药或 COMT 抑制药，或微泵持续输注左旋多巴甲酯、乙酯或 DR 激动药。

（3）**肌张力障碍**：在左旋多巴疗效消退时出现，以小腿腓肠肌、足趾痛性痉挛为主，与左旋多巴的血药浓度偏低有关。对在夜间出现的肌张力障碍，可以在睡前加用左旋多巴控释药或 DR 受体激动药；对于清晨肌张力障碍（也叫晨僵或清晨运动不能），可以醒后立即服用一剂复方左旋多巴标准片或水溶片。严重者局部注射肉毒素，对缓解局部的痛性痉挛较好。

2. 症状波动

症状波动是最常见的一种临床现象，又称为"剂末现象"，发生在两次服药之间（多在前一次服药后 3.5 小时），其特点是剂末恶化与帕金森病症状的再度出现，许多患者还会出现关节异动症，如痛性足痉挛等。症状波动常见于左旋多巴治疗有效的患者，随着治疗时间的延长，"剂末现象"出现的时间越来越早。这种现象往往与左旋多巴剂量不足有关，是可以预知的，采用低蛋白饮食以及增加左旋多巴的用量，并分成多次小剂量应用，大多数病人可以避免。加用长半衰期的多巴胺受体激动药（普拉克索）、COMT 抑制药，或加用 MAO-B（咪多吡）

可改善症状。

3. "开-关"现象

部分病人服用左旋多巴后期出现症状波动,突然在不可预料的"开"及"关"状态之间转换,突然不能活动和突然行动自如,与左旋多巴服药的时间无关。这种变化速度可以非常快,并且是不可预测的。持续数分钟至 1 小时后缓解,这些现象一日中可反复、迅速、交替出现多次,病人形容病情的变化就像是电源的开、关一样,所以临床上形象地称这种现象为"开-关现象"。

这是应用左旋多巴治疗后期的一个比较糟糕的并发症,其发生机制目前还不十分清楚。"开-关"现象常出现于左旋多巴已近峰值水平,与左旋多巴的剂量可能无关,多见于年龄较轻的患者,多在用药 8 ~ 18 个月出现。对于"开-关"现象的处理,不主张增加左旋多巴类药物剂量,可以减少每次剂量,增加服药次数;或者使用多巴胺受体激动药、丙炔苯丙胺等改善症状;或者丘脑基底核电刺激治疗。

4. 冻结现象

患者平时用药都是按时按量,但会突然僵住,完全不能活动,数分钟后缓解,这种类似于"开-关"现象的表现称为冻结现象。冻结现象与应用的左旋多巴剂量无明显关系,多见于长期应用左旋多巴的晚期患者,可能与多巴胺受体敏感性有关。治疗可以试用多巴胺受体激动药，或者通过非药物治疗，如感观或暗示。情绪紧张可以导致步态冻结的出现，所以缓解焦虑紧张的情绪能起到一定的作用。

运动并发症的预防：运动并发症的发生不仅与长期应用左旋多巴制剂有关，还与用药的总量、发病年龄、病程密切相关。用药总量越大、用药时间越长、发病年龄越轻、病程越长，越易出现运动并发症。发病年龄和病程均是不可控的因素，因此，通过优化左旋多巴的治疗方案，可尽量延缓运动并发症的出现。新发的患者首选 MAO-B 抑制药或 DR 激动药以推迟左旋多巴的应用；左旋多巴宜从小剂量开始，逐渐缓慢加量；症状的控制能满足日常生活需要即可，不求全效；这些均能在一定程度上延缓运动并发症的出现。但应该强调的是，治疗一定要个体化，不能单纯为了延缓运动并发症的出现而刻意减少或不用左旋多巴类药。一旦出现药物引起的运动并发症、药物治疗的选择空间有限时，可以考虑外科手术治疗。

三、帕金森病的非运动症状

帕金森病常见的临床表现除了震颤、肌僵直、运动迟缓以及姿势不稳等运动症状，服药引起的异动症、症状波动等药物并发症，还有幻觉、焦虑、抑郁等精神症状，自主神经系统的功能障碍（低血压、尿频、便秘），睡眠障碍以及疼痛等非运动症状。有时这些非运动症状甚至是影响病人生活质量的首要因素。

ⓒ 导引 神经、精神症状

这组症状包括抑郁、焦虑、幻觉、强迫行为以及痴呆等不同类型。

1. 帕金森病精神病

帕金森病患者在疾病晚期可出现精神症状，如幻觉、欣快、错觉等。通常是出现幻觉，表现为看到或听到根本不存在的事情或声音。如有的病人在治疗中，会觉得总有一个人影跟着他；或者看见不存在的人或动物；或者总是怀疑老伴有外遇等，而这些事情根本就不存在。或者表现为情绪激动，无端大发脾气等。这些精神症状通常在诊断帕金森病 10 年或更长时间后，如果在疾病早期出现，要考虑是否有原发性精神病或者帕金森综合征。

抗帕金森病的药物也可引起精神症状，最常见的是盐酸苯海索和金刚烷胺。因此，当患者出现精神症状时首先考虑依次逐渐减少或停用抗胆碱能药、金刚烷胺、司来吉兰、DR 激动药，如果患者仍有症状，要逐渐减少复方左旋多巴剂量，通常减少总剂量的 1/3 左右。

对经药物调整无效或因症状重无法减停抗帕金森病

药物者，可在精神或神经专科医生的指导下，加用非典型抗精神病药物氯氮平，该药的价格便宜，效果很好。另外，该药具有中枢性和周围性抗胆碱能作用，相当于安坦的作用，因此，应用它治疗伴有精神症状的帕金森病是很合适的。氯氮平每片剂量 25mg，推荐剂量每天12.5mg。服用剂量通常是先服半片，一日 3 次，连续 1 ～ 3 天给药，症状一般都会消失。在服药期间，部分病人会有嗜睡或头晕的表现，在用药的第 2 天或停药后会消失。氯氮平严重的不良反应为粒细胞减少，发生概率约为0.38%，服药最初 6 个月要检测白细胞数量。

现在，一种新的抗精神病药物叫作"喹硫平"，用于缓解药物诱导的精神症状效果很好。喹硫平起始剂量每天 25mg，每天增加 25 ～ 50mg，直到有效剂量。喹硫平治疗帕金森病精神病的疗效仅次于氯氮平，但对病人的睡眠障碍较轻，不会引起粒细胞减少。抗精神病的药物有可能会加重帕金森病的症状，但上述两种药物比较安全。

2. 抑郁

帕金森病伴发抑郁的患者很常见，我们经常看到帕金森病患者表情严肃，很少有笑容，情绪低落，不太容易控制自己的情绪，容易流眼泪。在看电视时遇到一些稍微感人的场面就会泪流满面，在现实生活中稍微有一点委屈也会伤心不已。这在那些以僵直、运动迟缓为主的病人中更常见，而震颤明显的病人较少。

根据研究，有 25% ～ 61% 的帕金森病患者伴有抑郁症状。其原因有两个方面，第一是心因性的，也就是说是因为患者过分担心自己的病而造成的情绪低落，这种情况往往随着帕金森病情改善而好转或消失，同时可以辅助心理治疗。另外一种情况是躯体性的，即使帕金森病的症状得到了明显的改善，患者的情绪也不见好转甚至恶化，如果心理辅导的行为学治疗仍然无效，需要抗抑郁药物治疗，临床上约有 20% 这样的患者。

目前在临床上抗抑郁药多用选择性五羟色胺再摄取抑制药，如西酞普兰（喜普妙）、舍曲林（左洛复）、氟西酊（百优解）、帕罗西酊（赛乐特）等。抗抑郁药通常在清晨服用 1 粒，必要时服用 2 粒。

另外，多巴胺受体激动药，尤其是普拉克索（森福罗）既可以进一步改善帕金森病的运动症状，又可以改善帕金森病患者的抑郁症，效果较好。当然，是否需要用药，患者要征询医生的意见。

3. 焦虑

帕金森病约有 40% 的患者伴有焦虑症，患者常感到莫名其妙的恐惧、紧张，坐立不安、心神不宁、搓手顿足、无法集中注意力，严重者甚至有濒死感，就诊时满脸痛苦不安的表情，这些为精神性焦虑。还有的患者常常抱怨有胸闷、头晕、腹部和肢体不适等躯体性焦虑症状。对于轻微和间歇性焦虑的帕金森病患者，可以采取改善不良生活可惯等治疗措施，如避免咖啡因饮料、浓茶、乙醇和香烟等，避免引发焦虑的诱因，可能使症状减轻或消失；也可以采用心理治疗的放松疗法。

严重的焦虑需要服用药物治疗。对于同时合并抑郁的患者，首选新型的五羟色胺再摄取抑制药治疗。此类药物应从小剂量开始，直接用大剂量可能会增加患者的攻击性。单纯的帕金森病焦虑通常应用苯二氮䓬类药物（如阿普唑仑、劳拉西泮、氯硝西泮等）治疗。这类药物起效快，可以迅速改善焦虑症状，同时可以减轻帕金森病的震颤，降低肌张力，改善睡眠等。但停药时应该逐渐、缓慢撤药，以防撤药综合征。

4. 认知功能障碍和痴呆

帕金森病晚期会导致大脑额叶功能损害，出现注意力不集中、思维迟钝、近事遗忘、记忆减退、视觉空间觉障碍等认知障碍和痴呆症状，发生率为 14% ～ 18%。早期可能只是轻度健忘、丢三落四；随着病情的进展，症状加重，会说不准自己的名字、生日，出门不知道回家。出现这些情况，要进行智力评估，诊断是否为痴呆及其严重程度。

出现认知障碍的 PD 患者可加用胆碱酯酶抑制药，如石杉碱甲片（双益平）、多奈哌齐（安理申）、卡巴拉汀（艾斯能）等药物。除了药物治疗，心理康复与记忆力康复也很重要。亲属要尊重并关爱患者，鼓励患者参加力所能及的社会、家庭活动，还有工作能力的要继续工作。根据患者的兴趣、爱好，播放一些他们爱听的音乐，也可以和患者玩扑克、打麻将、练习书法，帮助患者扩大思维和增强记忆力。

自主神经功能障碍

帕金森病最常见的自主神经功能障碍包括便秘、直立性低血压、膀胱功能障碍（尿频、尿急、夜尿）和性功能障碍。

1. 便秘

便秘是指即使排便通畅，在每周内大便仍然少于3次。70% ～ 80% 的帕金森病都会出现不同程度的便秘，是同年龄、同性别正常人的 2 ～ 4 倍。长时间的便秘，类便在体内积聚，会增加粪便中毒素被吸收的机会，产生慢性中毒症状，如疲乏无力等；还直接产生胃肠道蠕动缓慢，除了引起腹胀、食欲减退等，甚至会影响药物从胃排空，从而影响药物吸收，不能在有效的时间内达到有效的血药浓度，这往往也是许多患者药物疗效不好的原因之一。

帕金森病便秘的主要原因是帕金森病本身导致的消化道自主神经的功能紊乱，胃肠道的蠕动缓慢；由于运动迟缓，帕金森病患者常常活动少，缺乏足够的锻炼，也不利于肠蠕动。其次为药源性便秘，因为抗胆碱能药物（安坦）和金刚烷胺明显减缓肠蠕动，其他药物如司兰吉林、多巴胺受体激动药和左旋多巴都能加重便秘，有的患者因为左旋多巴导致的严重性便秘甚至无法坚持治疗。

对于药源性便秘，首先停用或减少导致便秘的药物。对于帕金森病本身导致的便秘，长期服用泻药对身体是不利的，并有可能加重便秘。因此，减轻便秘首先要采用非药物疗法。

（1）**改变不良生活习惯**：养成每天定时大便的习惯，最好是在早上起床后 5：00—7：00。每天排便，避免了粪便在直肠内的停留时间，也就避免了粪便在直肠内脱水变硬，使排便变得轻松。

（2）**改变饮食结构**：每天要吃足够的含纤维素的食物，并喝足够的水。纤维素不能被消化吸收，它在肠道内就像海绵一样，可以吸收许多水分，然后体积膨胀许多倍，形成体积较大而松软的粪团，可以促进肠蠕动，容易唤起排便反射，使人产生便意，及时排除大便，防止便秘，缓解痔和肛裂的症状。纤维素除了可以帮助预防便秘之外，还可以降低胆固醇，有助于预防许多慢性疾病。含纤维素多的食品有蔬菜、水果、豆类食品等，尤其是带有叶子或茎杆的蔬菜，如白菜、菠菜、芹菜等。每天至少要吃 20 ～ 25 克的纤维素，相当于吃 500 克蔬菜。

饮水和吃纤维素一样重要，纤维素如没有水浸泡，仍然是干而且硬的，可能会使便秘更糟。所以，每天至少应喝 4 ～ 8 杯水，还可以加上果汁、牛奶或者其他饮料。

调节饮食是治疗便秘的首选方法，水分和纤维素共同作用，保持大便通畅。

（3）**手法按摩**：具体方法有两种，第一种是双手自胸腔肋骨下缘从上往下按摩，在向下的过程中用一定的力量下压腹部。反复多次，每天 3 次。第二种是用一只手抓住另一只手的手背，以其掌心放在肚脐上，然后按顺时针方向，由里向外做环行按摩。反复多次，每天 3 次。两种手法可以交替进行。

（4）**药物治疗**：对于严重便秘的患者，如果上述方法都无效，那就应该在医生的指导下用一些药物。最简单而且不良反应小的办法是用开塞露，可以软化干硬的粪便，同时刺激直肠蠕动。也可以口服一些润肠通便的中成药，如大黄片、芦荟胶囊、麻仁润肠丸。最简单、价廉而且有效的单味中药就是番泻叶，就像茶叶一样泡水喝，效果很好。对于胃肠蠕动减慢的帕金森病患者，临床上常用的胃肠动力药（如西沙比利)，除了易于排便，还可以增加左旋多巴的吸收，从而改善了身体协调和步态。

2. 直立性低血压

帕金森病患者可以合并低血压，尤其是在经过左旋多巴类药治疗之后，因为抗帕金森病药物会导致或加重低血压。患者平卧位时血压正常，但在体位变换时：如突然从卧位改为坐位、下蹲后突然站立时，血压显著下降，收缩压低于 90 毫米汞柱，舒张压低于 60 毫米汞柱，出现头晕或短时的失明，重则站立不稳而摔倒或晕厥。如果患者有明显的直立性低血压，要考虑患者的诊断是否正确，可能是帕金森病叠加综合征中的 Shy-Drager 综合征。一旦出现，必须停用任何可降低血压的药物，并配合其他疗法。

（1）**物理治疗**：平时穿弹力紧身裤和弹力长袜或使用弹性绷带，帮助直立时静脉血液回流，提高血容量，弹力强度要合适，过紧会阻滞血液回流。睡眠时抬高头位不要平躺，不要快速从卧位立起，起床前先活动下肢再缓慢起身；每天做倾斜运动以刺激体位改变时调节血压的耐受性。

（2）**饮食调节**：每天要摄入食盐 12 ～ 15 克。适当吃一些蛋白质含量丰富的食物，如鸡蛋和排骨等，增加动脉压力。提高血容量，鼓励患者多饮水。

（3）**药物治疗**：经过上述处理，如果效果不好，可以应用药物治疗。可以在医生指导下选择性使用 α - 肾上腺素能激动药米多君（管通），提高血管平滑肌的张力。通常成年人每天 1 ～ 2 片，分 2 次口服。还可以口服中成药（生脉饮、补中益气丸）等。

（4）**膀胱刺激症状**：部分帕金森病患者一天中要上洗手间数次，尤其是晚上夜尿的次数多，并因此导致失眠。尿意有时是不可遏制的，加上患者本身行动缓慢，很容易导致尿湿裤子。女性患者，由于尿道短的缘故，往往咳嗽时都会有少量尿液排出。其原因主要有两种：从生理上讲，人的膀胱在尿液充盈时会导致排尿反射，激活逼尿肌促使膀胱壁肌肉收缩来排空尿液。对帕金森病患者来讲，当膀胱还是部分充盈的时候，这种反射就被激活，病人会有尿急感。另外，帕金森病患者的膀胱壁肌肉的活动功能下降，排空尿液的过程减慢并出现排空困难，膀胱会过度充盈，然后突然出现排尿的急迫感，病人很短时间内就得去小便。

出现上述情况，如果通过抗帕金森病的治疗，症状不见好转，则应考虑是否合并有其他疾病，如是否有泌尿系的炎症、男性患者是否有前列腺肥大等，可以请泌尿科的医生检查，采取对症治疗。

对于尿频、尿急、尿失禁的治疗，可以使用外周抗胆碱能药物，如奥昔布宁（尿多灵）、托特罗定（宁通）等药物；而对于逼尿肌无反射的给予胆碱能抑制药（可能会加重帕金森病运动症状要慎用），一旦出现尿潴留要间歇性导尿或膀胱造口，而前列腺增生引起的严重性的尿潴留要手术治疗。要加强对病人的护理，注意勤换裤子，避免尿液渗湿后造成难闻的气味，保持会阴清洁、干燥。保持会阴部清洁、干燥。

睡眠障碍

帕金森病患者的睡眠障碍主要包括失眠、不宁腿综合征和周期性肢动症。

1. 失眠

并不是帕金森病的特有症状，但与帕金森病相关的失眠需要注意以下两种情况。

（1）**抗帕金森病的药物不够量**：药量不足使帕金森病的症状控制不好，导致入睡困难或早醒。如震颤控制不好，常导致入睡困难；而在睡眠中，由于肌肉僵直，导致自主翻身困难或肢体痉挛，常常造成患者早醒。如果是这种情况，就要增加抗帕金森病药物的量或者种类，如加用左旋多巴控释片、DR 受体激动药或柯丹，控制好帕金森病的症状。

（2）**抗帕金森病的药物过量**：药物过量可造成的幻觉、精神失常、逼真梦境等精神症状，如左旋多巴、多巴胺受体激动药或金刚烷胺等药物过量都有可能造成失眠。如果是这种情况，可以减少夜晚的药量。但这必须征得医师的同意，减药的原则是后加的药先减。

如果经过上述处理效果都不好，可以在医生的指导下适当用一些镇静催眠药帮助睡眠。

2. 不宁腿综合征和周期性肢动症

患者夜间存在不宁腿综合征和周期性肢动症影响睡眠，可在睡前 2 小时加用多巴胺受体激动药或使用复方左旋多巴。

第2章

易学易用的导引康复法

一、中医导引学与帕金森病康复

几乎所有对帕金森病有所了解的人，都知道运动对于帕金森病患者至关重要，其实帕金森病患者也知道锻炼的重要性，但是面对着人们推荐的各种运动方法，以及社会上五花八门的休闲运动，帕金森病友们常常感到无所适从，若是随意选择几种不适合自身的运动，则多有力不从心之感，随着病情的不断变化，帕金森病病友逐渐丧失生活自理能力和信心。最后很多患者干脆是只服药而不再用心地去做康复，最终导致病情进一步发展，进入恶性循环，身体状况愈来愈糟糕，也丧失了难得的早期康复机会。

10余年前，我们通过和帕金森病患者及其家属持续不断地交流和观察，在仔细研究了各种症状的细节后，设计了一套适合帕金森病患者操作的"帕金森病整体运动锻炼法"，锻炼法包括主动运动、被动运动和助动运动，分别适用于不同病期的病友及其护理人员学习，用以帮助患者应对服药开启、药效持续时间、面具脸、步态、吞咽等诸多问题。其后多年回顾此法之所以能够获得专家和病友的支持和欢迎，除了大量第一手信息反馈支持外，以中医导引学理念和方法为主要指导思想也是其能被广大病友广泛接受的主要原因。

我们观察到帕金森病的症状多与经筋有关，中医导引学中对经筋的表述堪称经典，云："筋弛则病，筋靡则痿，筋弱则懈，筋缩则亡。筋壮则强，筋舒则长，筋劲则刚，筋和则康。"加之导引术的动作舒缓自然，易学、易用、易坚持，帕金森病友能很快上手并坚持练习，久而久之，熟能生巧，日常生活中就多了一支无形的拐杖。

此外，我们都知道心理对病症的影响巨大。一长期卧床的患者其心理必然是需要疏导的，包括其身边亲友乃至医护人员，整日在这样的环境中，其心理同样需要关注和爱护。中医导引学技法"外以调身，内以安神"。通过内、外的互相影响达到身、息、意三者的和谐统一。

帕金森病导引康复法源自中医导引学，《黄帝内经·异法方宜论篇第十二》中记载：中医学最古老的五种技术体系，针、砭、灸、药、导引按跷。其中，前四法（针、灸、砭、药）是外源性的，属医生所为，病人被动地接受，唯独导引按跷是内源性的，需要患者自己主动去完成以配合治疗的技术。如果人人都能积极主动地配合医生和护理人员做一些针对性的导引按跷，治疗与康复同步进行，里应外合，可得事半功倍之功效。

导引在中医学常用于治疗和康复，是中医治未病的主要方法和技术。《黄帝内经·异法方宜论第十二》记载："其民杂食而不劳，故其病多痿厥寒热，其治宜导引按跷。"这是《黄帝内经》用于治疗痿、厥、寒、热诸病，而此病症又多与人体经筋有关。

导引在日常养生健身中应用得极为广泛，《庄子·刻意篇》载："吹呴呼吸，吐故纳新，熊径鸟伸，为寿而已矣。此道（导）引之士，养形之人，彭祖寿考者之所好也。"这里告诉我们老寿星彭祖的养生长寿之道。唐代释慧琳著《一切经音义》说："凡人自摩自捏，伸缩手足，除劳去烦，名为导引。"同时代的王冰注《素问》时说："（导引）谓摇筋骨，动支（肢）节。"其意皆类此。

帕金森病友的导引康复，主要是针对自身的薄弱部位，患者做导引康复可把药效更有地导引至手足、头面部相应的经筋处，从而提高药物的疗效。另外，帕金森病患者的陪护人员每天坚持做导引法，除了自己身体会强壮外，对导引康复的内涵也会有进一步的理解，在帮助帕金森病患者时更加得心应手，还可以起到了"治未病"的作用。

我们将导引康复术称为帕金森病友人生道路上的拐杖，在漫长的治疗和康复道路上，有了这根拐杖不但能让你走得更远而且能让你走得更稳，让我们以最佳的状态面对明天的太阳！

二、帕金森病导引康复法与运动锻炼

帕金森病的主要症状有震颤、僵硬和动作迟缓，通常早期有小手指或小足趾疼痛，亦会影响至手臂及身体任何部位。僵硬即将经筋拉缩，会导致肌肉疼痛、僵直和抽筋等。震颤都是在静止时出现的，使患者两臂摆动和双脚移动都有困难。动作迟缓则由于运动功能减弱而形成的种种运动障碍，平衡顿失，行动困难，痛苦异常。帕金森病患者还特别容易产生疲劳，因此，需要避免连贯动作和力量型的运动。对此，需要一系列针对极强的、安全有效的导引康复方法来帮助帕金森病患者及时缓解以上各种运动障碍，减缓局部的功能衰退，使帕金森病患者主动掌握一门自救的方法，提高生活自理能力，增强自信心。

帕金森病患者只要每天坚持做这些基本的功能导引法，除了生理功能会提高外，患者的心理素质乃至神经系统、免疫系统也都会得到不同程度的改善。

给病人家属的话

我们特别要向日夜照顾帕金森病患者的护理人员和家属讲几句，你们也要好好的锻炼身体，病人要靠你们长期的照顾，你们是帕金森病患者的希望。古人云："打铁必须自身硬。"你们每天要面对着帕金森病患者，一定也有难以言表的苦楚。因此，我们在后面专门有一个章节介绍"帕金森病患者护理人员强筋导引术"，供你们学习，你们筋骨强健了，才能更好地帮助帕金森病患者做导引康复。

下面介绍的这套帕金森病导引法，主要是针对帕金森病患者的几个主要问题，如吞咽、语言障碍，行走、平衡障碍以及最常见的僵硬等设计的。

导引技法以直接和实用为主，并不要求导引动作做得标准美观，只要求认真和坚持！我们经常会碰到这样的案例。患者在接受指导后，短时间内有了明显的进步，但在其后的一段时间里，进步却并不明显。在与他们的交流中我们会告诉他，"冰冻三尺非一日之寒"的道理。疾病是多年造成的问题，不是一朝一夕就能彻底解决的。需要的是我们共同的信心和坚持。以正确的方法，带来明显的进步，能给予你信心；而其后的效果如何巩固，就在于你的坚持！

帕金森病导引康复法源自中医导引学和中医养生学，科学有效、易学易用，帕金森病患者可以自己选择学习书中适合自身情况的导引康复法。在学习时，帕金森病患者切忌贪多求快，注意循序渐进，掌握一种后再学新的方法，并逐渐将这些方法融入到日常生活中去。

1. 体育锻炼与导引康复

现代体育运动大致分为竞技体育和休闲体育两大类，体育运动大多比较刺激，是以人体肌肉的收缩与放松为主要运动形式，以消耗体内热量为主，这样的运动方式对于帕金森病患者而言显然是不适合的。

导引康复法也有肢体动作，但其本质不同于体育锻炼。导引康复法注重肢体和呼吸、意识的统一，而不是肌体与技巧的统一。导引康复法是以调理人体气血、经筋、经脉为目的，重复简单的导引可以使人体局部气滞血瘀和功能的缺失状况得到改善。

2. 太极拳与导引康复

太极拳和导引术都是我国的非物质文化遗产。太极拳的健身功效海内外早有共识。笔者年轻时曾随名师习武，无论内家拳还是外家拳，凡是打拳都有套路。这些套路的设计都是围绕着攻防技击展开的，那怕是"简化24式太极拳"亦是如此。无论帕金森病患者病前是否习练过太极拳，一旦患上了帕金森病后再打太极拳就显得力不从心了。笔者曾经询问过在帕金森病友会上"表演"太极拳的帕金森病患者感受如何？回答："痛苦。已经没有以前打太极拳的感觉，有的只是辛苦和痛苦。"

有基础的尚且如此，那么要让一位从未练过太极拳的帕金森病患者去学打太极拳，其结果是可想而知的。早年笔者曾教过一些帕金森病患者打简化太极拳和分解动作"云手"，终因患者始终难以掌握要领而放弃。

关于导引康复法，它主要针对人体经筋进行疏导，具有动作幅度小，重复次数少，对患者体位和生理功能要求不高等特点，各阶段的帕金森病患者都可以找到适合自己的导引康复法。为本书提供临床照片的帕金森病患者杨先生，在拍摄近 2 小时的时间里没有休息，一气呵成。事后我们问他累不累？他说："不累，好像全身筋骨都松开了，很舒服。"同样是他在日常生活中，一般连续工作不到 50 分钟就需要休息。

3. 休闲运动与帕金森病康复

日常生活中的一些休闲运动（如舞蹈、游泳、散步等）即使在常人眼里非常轻松休闲的运动，对于帕金森病患者也并不轻松。如果将其作为帕金森病患者的康复方法，反而会成为一种负担。

笔者认识一位曾工作于中国人民大学的帕金森病患者，她生病前喜欢游泳且水性颇佳。患病后仍然想坚持游泳，经过多次观察和交流后，笔者建议她不要游泳。

虽然在水中帕金森病患者可以借助水的浮力进行游泳，但是，下水后万一遇到抽筋（帕金森病患者比较容易抽筋）就会有危险，更何况帕金森病患者的应变能力已大不如前。

后来笔者又曾陆续询问过其他患病前会游泳的帕金森病友们，他们也多有此担心，因此，为了安全起见最好不要下水游泳。

说到舞蹈，无论想到还是看到都感觉动作很美。但是，帕金森病患者已经无暇顾及舞蹈的美，笔者曾试图转移帕金森病患者的注意力，让他们听音乐、看舞蹈等，可是他们连去试一试的意愿也没有，完全被自身肢体的不自在困住了。

散步对常人来讲是非常轻松的一种"运动"，这种运动对其他慢性病患者，只要没有行走障碍的都能接受，但是散步对帕金森病患者而言也是一项奢侈的运动，笔者曾经无数次地陪同服药后开启的帕金森病患者散步，散步的环境和氛围都非常好，意想不到的结果是患者很快就又"冻住"了。看看手表，"开启"的时间居然比平时缩短了，平时服药开启后如果迅速地赶路或不停地做事可以持续3～4小时。而在没有任何压力的情况下散步药效却迅速消失。其后，笔者曾尝试一边散步一边提醒患者精神放松、肢体放松，其结果亦是如此。

事实上，帕金森病患者他们那种特定的步态已经很难和散步联系在一起，他们应该是在开启时迅速去完成最需要做的事。如果我们让患者在非常有限的开启时间内去做跳舞、游泳、散步这些看似休闲放松的活动，实在是好心办错事了。

　　我们建议帕金森病患者在开启时间内应该尽量完成一些力所能及的事情，这比完全被人服侍要好得多。如果在药物起效"开启"后花一些时间刻意的去导引经筋、脊柱、肢体，令这些平时僵硬的生理部位（腰、膝、肩、肘、腕等）得以迅速放松，对帕金森病患者而言是大有裨益的。

第 3 章

帕金森病导引康复法

一、中医导引术与运动障碍

中医导引学的理论与方法是针对患者的内因起作用，从而在与疾病作斗争中起到里应外合的作用。现代医药技术已经研制出了神奇的药物和精密的手术，能够帮助患者减轻痛苦，甚至接近正常。但是事物都有其两面性，现代医疗技术在其显著的疗效以外，也产生了一系列新的问题，这促使着我们不断研究和探索。

我们从中医导引学的理念和技术中研究整理出了一系列行之有效，简便易学的帕金森病导引康复法。

帕金森病导引康复法对经筋及相关生理系统的运动障碍有着完整的理论体系和实践经验。帕金森病患者的运动障碍主要是从手指、足趾和头面开始，这是人体十二经筋起始点，也是帕金森病患者运动障碍的对应点。根据帕金森病患者的障碍所在，运用导引技术分经筋疏导，以缓解和改善症状。此外，中医导引强调身、息、意三者的和谐统一。这也是解决帕金森病患者心理障碍的重要保障。

二、帕金森病导引康复法的要领及禁忌

帕金森病导引康复法的特点是针对性强，简便易行，他不同于其他肢体运动锻炼，以疏导放松人体经筋为主要目的。我们知道帕金森病患者大多肢体僵硬且精神紧张，经筋的疏导放松则是为了松弛僵硬的肢体，而调整呼吸是为了配合肢体进一步由内而外地放松。而当意念专注于一呼一吸之间时，我们会发现身（形体）和心（精神）都放松了下来。

导引技术的"三个要领"是理筋（调整形体）、调息（调整呼吸）、专注（调摄意念），这三个要领亦称"三调"（调身、调息、调心）是导引技术的精髓。导引技术可以从以上三个要领的任何一个方面入手，层层递进，直至融合为一体，达到身、息、意的最佳状态。

1. 调整形体的要领——伸筋拔骨

帕金森病患者重心不稳，肢体僵硬，震颤麻痹，因此，康复导引要调重心、调脊柱、调关节，且重点就是调经筋，整体形体的要领是伸筋拔骨。

2. 调整呼吸的要领——屈呼伸吸

帕金森病患者要刻意地练习呼吸，平时可选择在空

气清新的阳台或野外采用鼻吸口呼的方法做胸式呼吸。如果感到胸部胀满，应采用先呼后吸；如果感觉到有气无力、昏昏欲睡，可采用先吸后呼。

有针对性地呼吸训练，可以缓解病痛，改善和增强心肺功能，对于帕金森病的康复非常重要。配合肢体导引的呼吸要领是屈呼伸吸。

3. 调摄意念的要领——守中用和

帕金森病患者在形体放松和呼吸锻炼的基础上，做入静练习，有利于神经系统疾病的治疗和康复。入静练习是最难做到的，可以采用意守膻中的方法。膻中穴是气之会，位于两乳之间。调摄意念的要领是守中用和。

禁忌与注意事项

导引康复时要求心平气和，故帕金森病患者做导引康复时忌生气、忌发脾气，忌吃得太饱，忌长时间看电视，忌忍大、小便。

三、坐、卧、站、行导引法

帕金森病患者由于经筋等问题，坐、卧、站、行都会感觉到不自在。坐、卧、站、行是人们日常生活中的主要行为。儿时常听老人们讲，平时坐要有"坐相"，睡要有"睡相"，站要有"站相"，行走亦要有"走相"。帕金森病患者的坐、卧、站、行诸外相几乎全部变了相，因此，要从日常生活中最为基础的坐、卧、站、行四种外相上学起，时时刻刻调整坐姿、卧姿、站姿和走路的姿势，我们形象地把四相比喻为"坐如钟""卧如弓""站如松""行如风"，通过这四种状态以彰显健康的身体状况和良好的精神面貌。

如果我们细心留意会发现，帕金森病患者最初的症状就是从坐、卧、站、行这些方面表现出来的。中医导引学认为：形体正则筋脉正。重新学习四种相其实就是重新疏导调摄筋脉。

下面分别讲授坐、卧、站、行四种导引康复法。

1. 坐姿导引法

我们看下图分别是帕金森病患者的自然坐姿（图 3-1）和正确坐姿（图 3-2）。正确的坐姿，我们称为"正坐"，成语"正襟危坐"其原意亦是如此。

帕金森病患者由于经筋的缘故，人体重心不稳，或偏于前，或偏于左右。如果要求帕金森病患者马上采用"正坐"法显然是有些困难。但我们首先要意识到问题的所在，如此才能去重视和改正。否则在能够改变时不去做，一旦退行变化，就丧失了难得的康复机会。

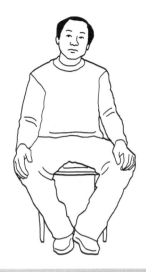
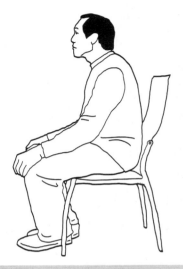

图 3-1　帕金森病患者自然坐姿

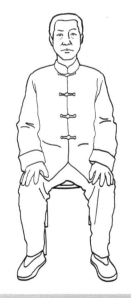
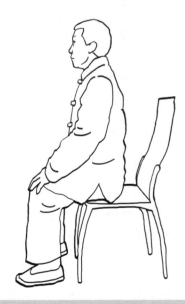

图 3-2　正确坐姿（正坐）

◎ 坐姿导引法操作方法

先注意调整坐姿，上身保持正直，骶椎向后推，身体微微向前倾，头面上顶，两手自然放于腿面，然后再调整呼吸，最后意念专注于膻中（两乳之间）穴。

提示：初学时不拘于时间长短，宜循序渐进，一点点地延长正坐的时间。练习时要专注精神，最忌坐在沙发或倒在床上长时间地看电视。

2. 卧姿导引法

我们知道帕金森病患者入睡难和睡眠质量差是常见的，患者入睡难主要是全身僵硬或局部抽筋等因素造成，也有在服药"开启"后入睡不深，药效很快就失效，从而影响睡眠。

事实上卧姿是人们普遍不太关注的，因为卧姿不像其余三种姿态会暴露在众目睽睽之下，所以都比较随意，殊不知卧姿与睡眠时入睡的速度和睡眠的质量有着重要的关系。因此，要从小养成正确的卧姿（图3-3），一般都采用右侧卧姿，所谓"睡如弓"是为了使形体处于收缩状态，在睡眠中自然地慢慢地松弛有助入睡。松散的卧姿（图3-4）显然不利于睡眠，建议先上床坐5～10分钟，再躺下比较容易入睡。

◎ 卧床翻身导引法

帕金森病患者上床后，有意识地采用图3-3中的卧姿睡眠，需要翻身时，可慢慢转身回正身体，呈仰卧状，同时先将手上举伸展，然后曲膝（图3-5），再借助重力顺势转向另一侧（图3-6）。

卧床翻身导引比较安全，动作配合呼吸和意念会有出乎意料的效果，也有助于睡眠。

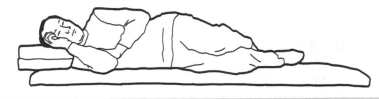

图3-3　正确卧姿

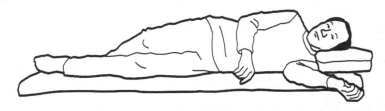

图3-4　松散卧姿

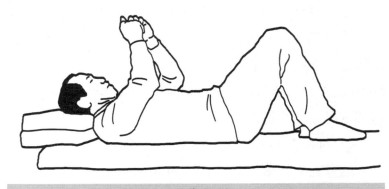

图3-5　翻身导引（一）

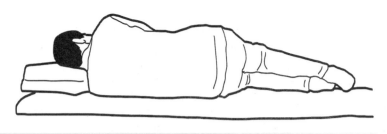

图 3-6　翻身导引（二）

◎ 辅助翻身导引法

　　如果帕金森病患者翻身已经有困难，则可以请护理人员帮助完成（图 3-7），护理人员先帮助患者把身体扶正，然后弯曲双膝，将手臂扶正向上，同时发出转身指令（图3-8）。在此过程中帕金森病患者顺势配合即可。

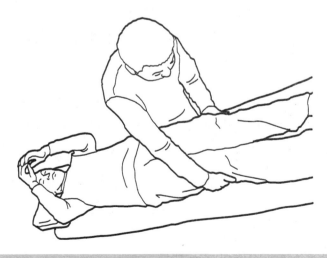

图 3-7　辅助翻身导引法（一）

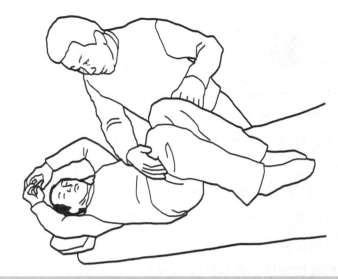

图 3-8　辅助翻身导引法（二）

提示：帕金森病患者上床后如果还没有睡意，可以在床上先练习几组翻身导引法，使身体的翻滚协调性始终保持在较好的状态。

3. 站立导引法

站姿的导引要与坐姿一样融入到日常生活中去。下面是帕金森病患者站姿（图 3-9）和正确的站姿（图 3-10）。我们可以看到帕金森病患者的人体重心偏上、偏前、偏左、或右一侧，重心不稳不但造成站姿的问题，也容易造成开步难和易跌倒的状况。

正确的站姿重心是向下的，所以开步行走比较稳。

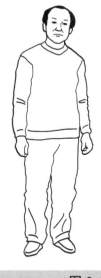
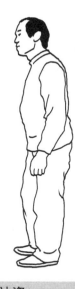

图 3-9　帕金森病患者站姿

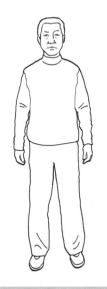
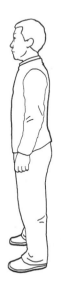

图 3-10　正确站资

站立导引操作方法：两脚平行站立与肩同宽，两手扶栏杆或椅背，两眼平视前方（图 3-11）。站稳后左右移动身体，调整重心。一次站立训练做 5 ～ 10 分钟，然后坐下拍打放松双腿（图 3-12）。

提示：站立导引的功效比坐姿导引来得更快，建议能站的尽量站立，这一提示很重要，努力实行之。

◎ 站立振脚导引法

帕金森病患者将两手扶在墙面，做站立振脚导引法。此法有利于头面经筋的功能恢复。

操作方法：两手扶墙面，两脚分开与肩同宽，平行站立，身体重心移到前脚掌，慢慢抬起足后跟（图 3-13A）。稍停，足后跟慢慢下落还原（图 3-13B）。重复 7 次为一组，可以做 3 ～ 5 组。

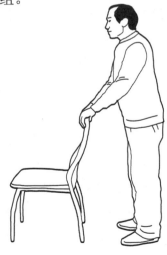

图 3-11　站立导引法

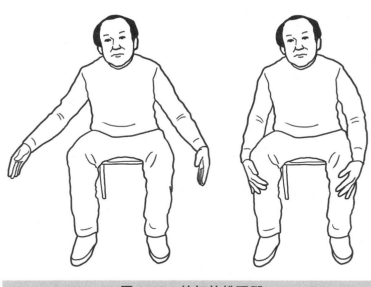

图 3-12　拍打放松双腿

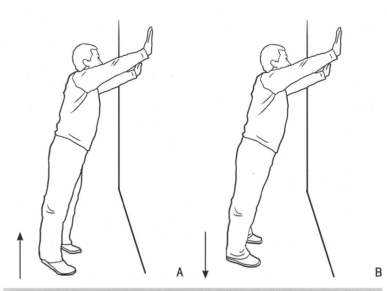

A

B

图 3-13　站立振脚导引法

◎ 重心下降导引法

帕金森病患者的平衡出现严重问题前时，应先练习重心下降导引法。人体重心下降了，有利于平衡与行走。

操作方法：两脚平行与肩同宽，膝关节微微弯曲，同时放松腰（图 3-14A），然后人体重心先向左移动（图3-14B），再将人体重心由左慢慢向右移动（图 3-14C），再由右向中还原（图 3-14A），重复 7 次为一组，可以做 3 ～ 5 组。然后再将人体重心向前后移动，亦是重复 7 次为一组，可以做 3 ～ 5 组。

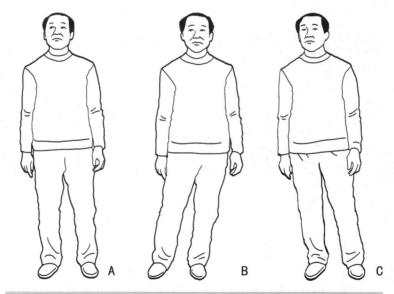

A   B   C

图 3-14　重心下降导引法

提示：帕金森病患者做站姿导引法非常重要，头面部的经筋全部起始于足趾。站姿导引法并非仅仅为了站立，其主要目的是让患者重心后移和下降，可以有效地防止跌倒，练习时注意调整人体重心并配合呼吸和意念。

4. 行走导引法

行走障碍是帕金森病患者最为突出的问题。为缓解行走障碍，可以采用"熊步"导引法，"熊步"即一步一个脚印的步态。

患者身体前倾的步态（图3-15）和正确的步态（图3-16）

操作方法：当药效过后，在有格子的地砖上来回走动，行走时要尽量用意念抬高患肢来控制脚步，或走舞台上的四方步，落地时脚步如熊掌踩地，一步一个脚印，踏实前进。

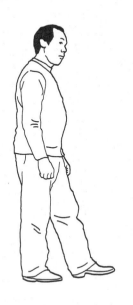 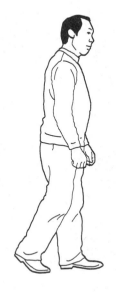

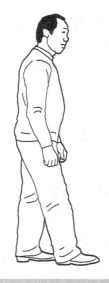
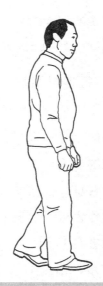

图 3-15 帕金森病患者前倾步态

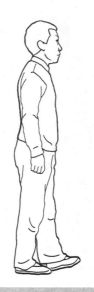
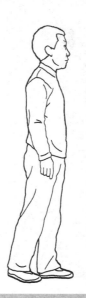

图 3-16 正确步态

提示：前行时不要拖地而行。一般情况下走 3 ~ 5 分钟就会出现疲劳点，这时可站立做 3 ~ 5 次深呼吸，再坚持多走 3 分钟，即可冲破疲劳点，步调会逐渐协调起来。

◎ 抬腿导引法

帕金森病患者下肢关节僵硬需要做专门的抬腿导引法。抬腿导引法可以使腰、髋、膝、踝等关节放松，有利于站立和行走。

操作方法：取卧、站或行姿均可。用力向上抬大腿，膝关节自然弯曲，两手合抱抬起膝弯处，尽量收腹使大腿靠近上身 ［图 3-17（一）］。

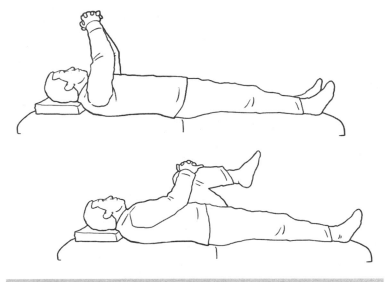

图 3-17 抬腿导引法（一）

操作方法：绷直、放松脚面和踝关节［图 3-17（二）］，然后向上前方蹬出［图 3-17（三）］后，慢慢放松还原。此导引法可重复练习多次。

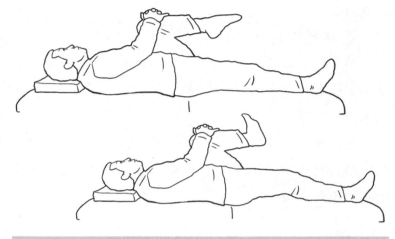

图 3-17　抬腿导引法（二）

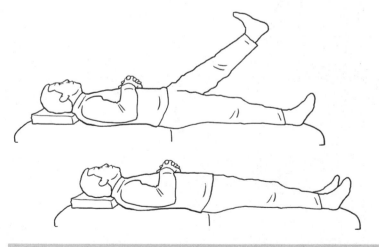

图 3-17　抬腿导引法（三）

提示：帕金森病患者如果长期坐着，腰椎、髋关节、膝关节、踝关节就不灵活，影响本来已经比较困难的行走。因此，需要我们刻意地疏导下肢。

◎ 下肢放松训练

帕金森病患者进行站立导引或行走导引练习后，需要放松下肢，除了用双手拍打小腿帮助放松外，还可以仰卧在床上，将小腿抬高后做深呼吸 3 ～ 5 次（图 3-18），亦有助于放松。

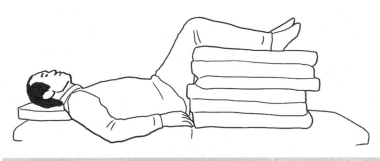

图 3-18　下肢放松训练

提示：帕金森病患者和护理人员千万不要怕麻烦，一定要有耐心，要不厌其烦地重复疏导，帕金森病的导引康复尤如拉锯战，胜利一定属于坚持者。

◎ 活步站桩导引法

前面已经介绍了几种站立导引法，在这里再介绍一种活步站桩导引法，意在动中求静、求稳。

操作方法：帕金森病患者在"冻住"时，可采用"活步站桩导引法"。先微微屈膝,降低人体重心（图 3-19A）,再做呼气 - 吸气,同时高抬右脚移步前行（图 3-19B）,等脚踏实地后坚持站桩（图 3-19C）。

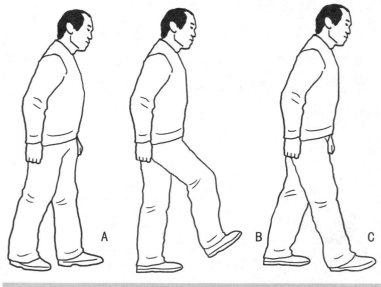

图 3-19　活步站桩导引法

提示：站立、移动步伐, 这组导引动作要结合起来使用, 不要怕辛苦而轻易使用轮椅, 要知道一旦坐上了轮椅就很难再离开它, 也就从此失去了行走的自由。朋友们, 走得再慢再艰难也是一种"自由"。

四、消除运动障碍导引法

消除帕金森病患者运动障碍是帕金森病导引康复法

的重点之一，我们在实践中针对局部的僵硬和震颤进行分解导引，从而在恢复肢体运动功能方面取得了较好的效果。

1. 防止摔倒导引法

前面讲到防止摔倒要先从降低和改变人体重心开始，虽然道理简单，但是对于帕金森病患者而言，确实需要专门学习和锻炼防止摔倒的导引法，使人重心下降，步伐平稳。

操作方法：两脚开立，与肩同宽，两手扶拦杆或椅背（图 3-20A），曲膝下蹲（图 3-20B），下蹲后左右微微移动，调整重心（图 3-20C）。待蹲稳后再起身。站直后可左右移动调整重心，然后再次曲膝下蹲……下蹲时用口呼气，起身时吸气。重复 7 次为一组，做 1 ～ 2 组。

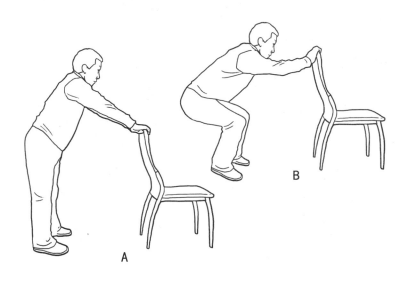

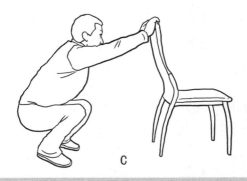

C

图 3-20　防止摔倒导引法

提示：调整呼吸要专注，重点在下蹲和呼气，尽可能做得慢一点。平时练习调整人体重心时注意先屈膝。

2. 防止重心不稳导引法

防止重心不稳导引法采用仿生学原理，模仿鸟的形态，以导引上肢和胸部（肺部）。

此势导引康复法用以疏导手太阴经筋，手太阴经筋起于大拇指，经手腕至肘上循腋下散布胸部，与手太阴肺经相对应，对提升心肺功能亦有帮助。

操作方法：两脚开立，与肩同宽，两手握拳置于肋下（图 3-21A），两手向正前上方探出（图 3-21B）。重心移至前方。

两臂左右分开时，重心上移（图 3-21C），然后两手收于肋间（图 3-21D），两手慢慢放下时重心下降（图 3-21E），并依次放松肩、肘、腕，最后松开手指。

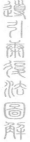

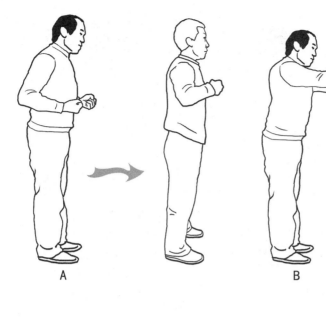

A   B

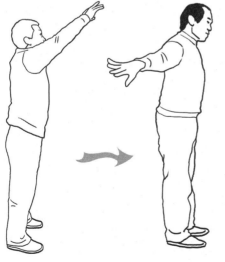

鸟伸 C

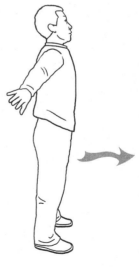

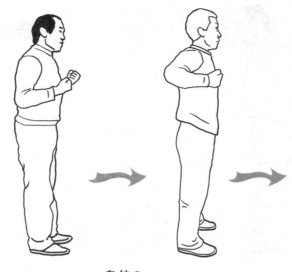

鸟伸 D

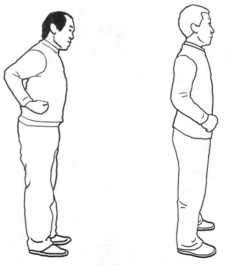

鸟伸 E

图 3-21　防止重心不稳

提示：帕金森病患者重点在于放松僵硬部位之关节。举手是为了放松肩关节；弯曲小臂是为了放松肘关节；手腕内曲是为了放松腕关节；握拳和伸展手指是为了放松指掌关节。凡是做局部关节导引都要配合呼吸，动作要缓慢，注意紧松交替。

3. 起步困难的导引法

笔者在对帕金森病患者的观察和交往中发现他们上、下楼梯和在不太平整的路面上行走障碍会轻些，还有在有格子的地砖上行走障碍也会轻些，而在地面光滑的大商场和高星级酒店的厚地毯上行走显得特别困难，起步难和行走障碍非常明显，因此，除非是必经之路外，尽量选择适合自己状态的路面以减轻行走障碍。

除此之外，我们还要学习专门的起步困难导引法。

操作方法：正直立定，起步前微微屈膝（图 3-22A），着意抬高右腿（左腿亦可）（图 3-22B），用力迈出（图 3-22C），下落时足跟着地，保持上身正直（图 3-22D）。待踏稳后，重心前移，另一只脚随之踏上（图 3-22E）。起步时意念在先（意想上台阶），然后吸气高抬腿，一气呵成。

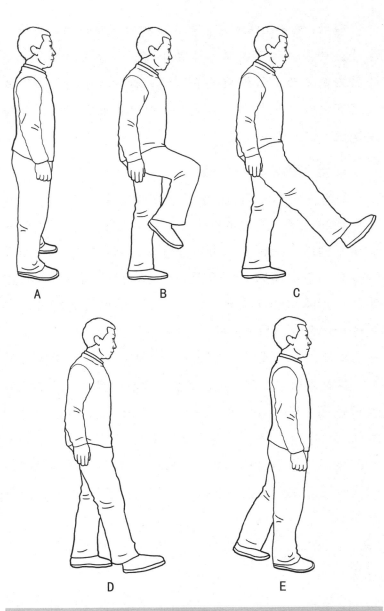

图 3-22　起步困难导引法

提示：在行走时改变上肢体位也有助于开步行走，如用左手或右手摸住自己的颈椎，或背一个包，用手抓住背包带借力也可缓解起步或行走困难，注意凡是起步前一定先调整呼吸，然后再起步。

此外，当药物失效后，在有格子的地砖上来回走动，行走时要尽量抬高患肢来控制脚步，或走舞台上的四方步，不要拖地而行。一般情况下走 3 ～ 5 分钟就会出现疲劳点，这时若做 3 ～ 5 次深呼吸，再坚持多走 3 分钟，即可冲破疲劳点，步调亦会协调起来。

4. 消除下肢肿胀导引法

帕金森病患者由于行动迟缓，经常坐着，体内体液循环减缓，容易有下肢肿胀。肿胀通常在晚间睡眠之后会缓解，但是起床后又会逐渐肿胀起来。我们通过以下导引方法来缓解和消除下肢肿胀。

操作方法：平卧于床，准备棉被或空纸箱（注意软硬适宜）放在小腿下，抬高下肢搁置其上，使膝关节根部放松不受力（图 3-23）。然后咬牙、舌抵上腭、吸气、提肛，呼气时放松全身，重复 2 ～ 3 次。

足尖先向外崩直，然后向内收，足尖外崩时用鼻吸气，足腕放松时呼气，足尖内收时用鼻子吸气，放松时呼气，

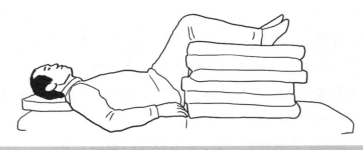

图 3-23　消除下肢肿胀导引法（一）

一崩一收为 1 次，10 次为一组，每次做 2 ～ 5 组。

　　提示：床上的一系列导引动作对于帕金森病患者非常重要，熟练掌握后不但有助于缓解翻身难、下肢肿胀、肢体僵直等症状，还可以消除紧张的心理。此外，消除下肢肿胀导引法也可以配合龟息导引法来做，下面就介绍这种使下肢肿胀消除的导引法。

　　操作方法：此法比较适夏季衣着单薄时做。平卧于床，以臀部顶住墙角，身体与下肢保持 90°，足底朝天（图 3-24）。然后咬牙、舌抵上腭、吸气、提肛，呼气时放松全身，重复 2 ～ 3 次。足尖先向外崩直，然后向内收，足尖外崩时用鼻吸气，足踝放松时呼气，足尖内收时用鼻子吸气，放松时呼气，一崩一收为 1 次，10 次为一组，每次做 1 ～ 3 组。

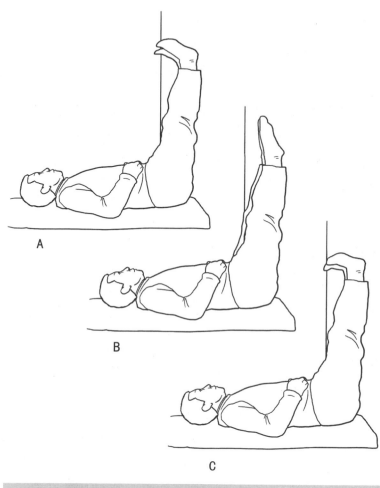

A

B

C

图 3-24　消除下肢肿胀导引法（二）

　　提示：消除下肢肿胀的导引法，不要等到下肢肿胀得难以忍受时再去做，凡是帕金森病患者无论下肢是否出现肿胀都要刻意去做。如此既可预防肿胀，又能及时消除下肢疲劳和僵硬。做导引时注意膝关节要直，忌弯曲，这是疏导经筋的关键。中医学认为，膝为筋之府。

五、脊柱导引法

帕金森病患者脊柱导引法是缓解肢躯体僵硬和肢体震颤的一个有效方法，我们通过脊柱导引法使病友的脊柱逐渐回归正常的生理曲线，颈曲、胸曲、腰曲、骶区变直或过曲都是有影响的。

1. 脊柱健康与帕金森病康复

下面是一幅标准的脊柱图（图3-25），分别标出了颈曲、胸曲、腰曲和骶曲，还有第一胸椎和第一腰椎。帕金森病患者的脊柱多是侧弯，其颈曲、胸曲、腰曲、骶曲大多僵直，根据现代脊椎相关疾病研究发现，很多身心疾病都和脊柱不正有关，因此，帕金森病患者的脊柱导引显得更为重要。

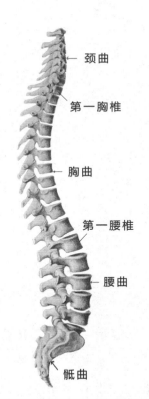

— 颈曲

第一胸椎

— 胸曲

第一腰椎

— 腰曲

骶曲

图3-25 脊柱侧面观

2. 颈椎导引法

帕金森病患者要调整形体，先要调整脊柱。调脊柱导引法根据先易后难原则，宜从最容易的调颈曲导引法开始。

操作方法：取坐姿或站姿，上身保持正直，两臂自然下垂（图3-26A）。头向上慢慢抬起，同时吸气（图3-26B），放松还原时慢慢呼气，重复5～7次为一组，可做多组。调整颈曲时，肩部放松，不要耸肩。

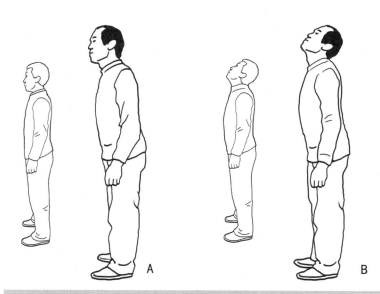

图 3-26　颈椎导引法

提示：常见的颈椎病大多是颈曲消失，用此势导引方法是为了疏导经筋，恢复颈曲。颈部经筋恢复了功能，对帕金森病患者无疑是有利的。

3. 胸椎导引法

帕金森病患者的胸曲大多是直的，有些还驼着背。胸曲的调整和颈曲一样需要专门地学习和锻炼。

操作方法：调胸曲取站姿或坐姿均可，上身保持正直（图 3-27A），双肩向后打开，抬头挺胸，同时慢慢吸气（图 3-27B）。放松还原时慢慢呼气，重复 5～7 次为一组，可做多组。

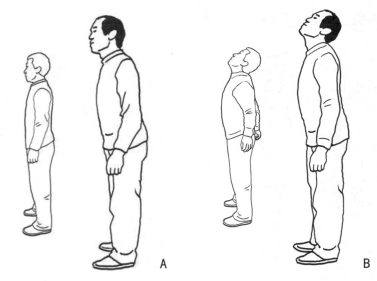

A   B

图 3-27　胸椎导引法

提示：病理上的含胸、驼背大多是胸曲不明显或消失了。这里我们用抬头挺胸、呼吸吐纳的导引方法来帮助恢复胸曲。胸曲恢复正常，其周边的经筋功能才会逐渐改善。

4. 脊椎导引法

◎ 龙回头导引法

帕金森病患者调腰曲导引法是消除腰酸、腰胀和缓解腰痛的有效方法，通常腰酸、腰胀都是用手敲打腰眼来松解，腰痛则在腰部贴上止痛膏。而龙回头导引法可从整体上松解腰部不适，调整腰曲。

操作方法：两脚开立，与肩同宽，两手握拳抵在后腰眼（图 3-28A），两眼平视。先向左转体，两眼随身体左转尽量向后望（图 3-28B），然后慢慢还原；再向右转，动作要领同左转唯方向相反（图 3-28C），然后慢慢还原。左右合为一次，做 7 次为一组，可做多组。

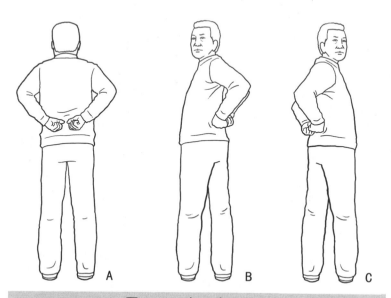

图 3-28 龙回头导引法

提示：若站立困难，取坐姿亦可完成。

◎ 鹿运尾闾导引法

帕金森病患者有比较多的时间是坐在床榻和软垫上，这样就容易伤及骶曲，我们采用"鹿运尾闾导引法"来调整骶曲，有很好的效果。此势对于腰曲的还原也有帮助。

操作方法：两脚开立，略宽于肩。俯身下探，扶住栏杆（或椅背）。上身与腿部保持呈直角，肩向下沉，头向上抬起（图 3 -29）。轻轻左右摆动尾闾，同时咬牙、吸气、提肛，使整个脊柱有拔伸感。然后慢慢抬头同时吸气，放松还原时慢慢呼气，重复 5 ～ 7 次为一组，可做多组。

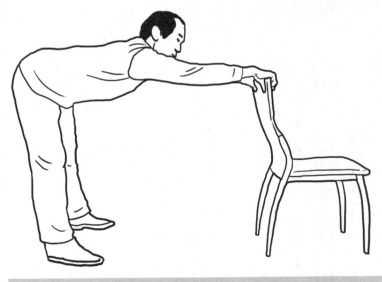

图 3-29　鹿运尾闾导引法

提示：常见的骶曲障碍多表现为整天没有精神，昏昏沉沉。鹿运尾闾是爬行动物常做的导引，亦出自古导引术五禽戏之鹿戏，抬头、摆尾的导引姿态有助于调整骶曲和腰曲。

六、头面部导引按跷法

中医学认为人的头部是诸阳之会，头顶正中的百会穴乃人体百脉之会。头上、脸上，还有耳朵上也布满了重要的穴位。帕金森病患者的病根即在头上，患者的脸部僵硬，尤如带着一副面具。因此，头面部位的导引按跷对于帕金森病患者的康复很重要。

需要注意的是头部做过手术的患者，做按跷时手指要注意避开手术部位。

1. 虎戏导引法

操作方法：取坐、卧或站姿均可。上身和颈部保持正直。先紧闭口、眼（图 3-30A），数秒后，睁眼怒目、张口（图 3-30B）；然后放松脸部做微笑状（图 3-30C），坚持数秒，如此重复 7 遍。

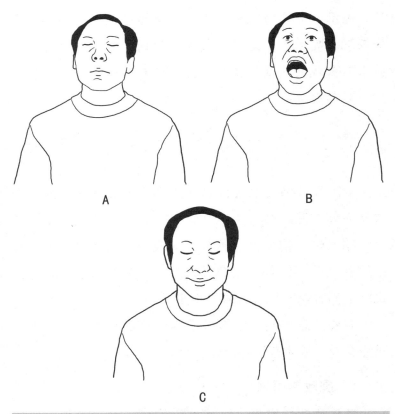

A   B

C

图 3-30　虎戏导引法

提示：面部导引法是仿古导引术"五禽戏"之虎戏，模仿老虎的脸部表情做导引，对帕金森病患者的面具脸有调理康复功效。

2. 运转眼球导引法

操作方法：取坐、卧或站姿均可。上身和颈部保持正直，开眼和闭眼均可，如果视神经感到疲劳，则采用闭眼运转导引。左右转圈各一次。做 7 次为一组，可做多组。

提示：患者在转动眼球时头部不要随之摆动，若出现耳根痒和流泪是正常的生理反应。

3. 捏耳轮导引法

此法可请护理人员帮助完成（图 3-31A），如果患者自己能做，最好自己完成（图 3-31B）。通过按跷耳轮上的穴位，可提高患者的敏感度和反应能力。

操作方法：上身与颈部保持正直。用两手拇指及食指捏住耳轮，由上往下按摩至耳垂处为 1 次，做 7 次为一组，早、晚可各捏耳轮一组。

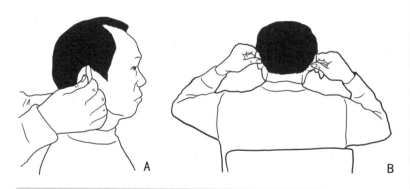

图 3-31　捏耳轮导引法

提示：耳轮上有很多穴位，用手指捏耳轮刺激穴位，动作力度，轻重要适宜，速度不宜过快。

4. 十指梳头导引法

帕金森病患者通常是用梳子梳头，如果改用十指指肚梳头有很好的导引功效，古人谓之"干梳头"。头部为诸阳之会，用指肚刺激头皮，可使头皮收紧，不易掉头发。

操作方法：两手手指自然分开，贴合额前发际（图3-32A），利用指肚由前额向后脑梳摩（图3-32B），两手交替梳摩 50 次为一组。

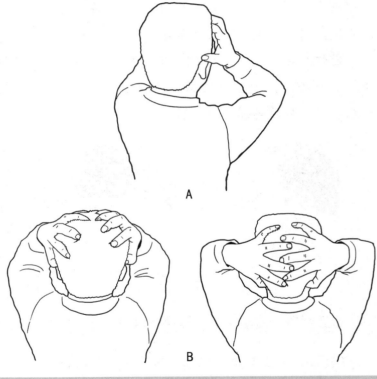

图 3-32　十指梳头导引法

提示：用两手十指指肚梳头导引有祛头风的功效，最好上午、下午和睡前各做一组。

5. 按揉承泣导引法

帕金森病患者自己点按承泣穴（位于瞳孔直下，眼球与眶下缘之间），可以使头顶的气血下降，有醒脑之功效。

操作方法：用食指指腹点按在承泣穴位上（图 3-33），运用指法进行旋转按揉，按揉的力量要适度。做 30～50 次。

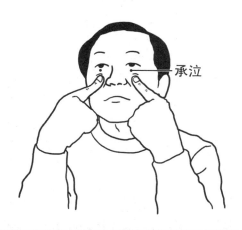

承泣

图 3-33　按揉承泣导引法

提示：帕金森病患者要多在头部和脸部做导引按揉，效果比较明显，做头面部导引按跷前一定要洗手。

6. 脸部小导引法

帕金森病患者比较典型的症状是面具脸，通过下面这组脸部小导引法可以得到改善。

◎ 张口导引法

帕金森病患者如果不刻意地练习张口，口型会逐渐缩小，语言表达能力也会出现障碍，因此专列张口导引法供学习和使用。

操作方法：帕金森病患者的脸部活化以张口睁眼为主，张口导引法（图3-34）可使脸部交汇之经筋扩张和收缩。此法日常宜多做，尤其是醒来时。

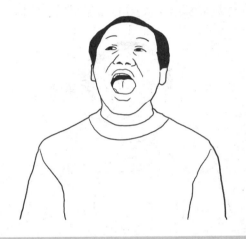

图 3-34　张口导引法

◎ **咬牙导引法**

帕金森病患者咬牙可使神情专注，即使患者是假牙，也要坚持咬，咬假牙亦可刺激牙龈。

操作方法：嘴唇自然闭合，上下牙互相叩击（图3-35），叩击力量由轻到重，每次练习叩击 50 次。

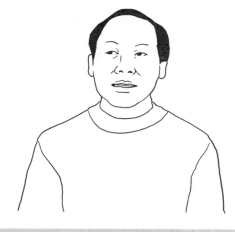

图 3-35　咬牙导引法

◎ 舌舐导引法

舌尖上舐和搅舌都有利于生津，津液与我们的精神和健康有着直接的关系，要养成闭口舌上舐的日常习惯。

操作方法：帕金森病患者要随时注意将舌尖舐住上腭，使任脉与督脉形成环流，促使津液产生，有利于生津与咽津（图 3-36）。

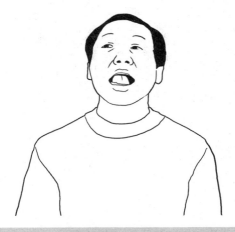

图 3-36　舌舐导引法

◎ **咽津导引法**

咽津问题对帕金森病患者非常重要。有的患者从流涎开始发展到喝水呛咳，直至连嘴也闭不紧，唾液也吞咽不下，此时一旦食物呛咳进气管会有生命危险。

操作方法：吞咽津液（口水）的动作可以做的夸张一些，自己要明显地听到吞咽下去的声音（图 3-37）。如果在吞咽时发现咽喉食管只有半边的感觉，就需要强化的进行针对性锻炼，直到得到改善。吞咽时的半边感觉，经过联系咽津导引法是可以康复的，《黄帝内经》曰："喉为天，咽为地。"俗称咽喉要道也，至关重要。

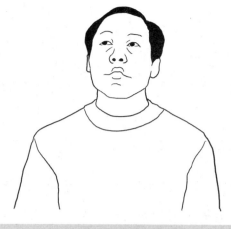

图 3-37　咽津导引法

　　提示：帕金森病患者要防止流口水，一有口水马上用力咽下，养成习惯，切忌擦掉完事。

7. 鸣击天鼓导引法

　　操作方法：用两手掌根分别封住双耳，手指在脑后自然分开（图 3-38A、B），食指叠压在中指上（图 3-38C），然后两指交替用力弹击后脑（图 3-38D），使颅内产生击鼓之感。重复做 30 次。

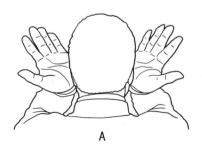

A

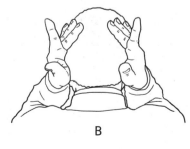

B

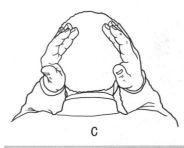
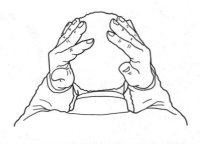

C

图 3-38 鸣天鼓导引法

提示：帕金森病患者在做鸣天鼓时，注意敲击声音的变化，当声音由沉闷转为清脆如鼓声时说明有进步了。

8. 抚摩面部导引法

操作方法：洗净双手，将两手掌互搓，以掌心发热为度（图 3-39A），然后用两手掌心在面部做旋转按摩（图 3-39B、C），抚摩力度轻柔缓和，十余次即可。

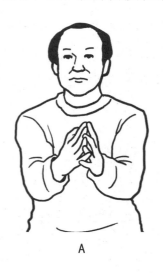
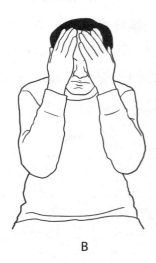

A

B

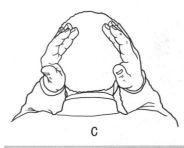

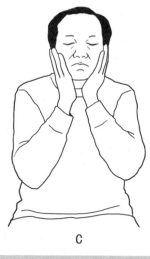

c

図 3-39　抚摩面部导引法

提示：做抚摩前注意将手洗净，抚摸是可配合张嘴。

七、呼吸导引法

呼吸导引法古代称"吐纳导引法"，《庄子·刻意》记载："吹嘘呼吸，吐故纳新。"其中吹、嘘、呼、吸是方法，吐故纳新、排浊留清是效果。

通过调整呼吸来进行导引的方法，对任何时期的帕金森病患者都非常重要，尤其在应急的时候更显得特别重要。呼吸导引法对人体的姿态没有要求，无论采用坐、卧、站或行姿均可以练习。在空气清新的场合应刻意地多做。

当帕金森病患者束手无策时，首先想到的缓解方法就是呼吸导引法，无论当时处于哪种姿态都可先调息。下面讲授几种常用的呼吸导引法供选用。

1. 胸式呼吸法

胸式呼吸的重点在胸部即横膈膜以上，胸廓以内。生理的表征是吸气时横膈膜上提，同时胸廓打开。需要注意的是，呼气时一定要缓慢，要明显感到横膈膜下降，胸廓内含。

中医导引学认为"胸式呼吸法"是"补法"。吸入新鲜的氧气，提高人体血液的含氧量，对提高脏腑功能有益。

操作方法：抬头挺胸使横膈膜上提、胸廓打开，同时用鼻或口吸气；然后慢慢还原头部和胸部，同时鼻或口呼气。一吸一呼为一息，古称"调息"。通常调10～15息为一组，每隔30分钟可调息一组，

提示：先吸后呼为补法，与此相反则为泻法。平日在窗口、阳台或在空气清新的户外均可采用此法。先注意自己的吸气和呼气（如果心静还可以听到自己的呼吸声），然后开始做深而缓慢的呼吸，将意念集中在吸气和呼气上（这时胸部和腹部也会随着呼气和吸气而起伏），并想象新鲜空气进入体内而体内浊气随之呼出。

2. 吐故导引法

吐故导引法是泻法，一般用于早晨醒来时，帕金森病患者早晨有"晨僵"的现象，清醒后采用先呼后吸的

帕金森病

帕金森病导引康复法图解

导引康复法图解

导引法，可以排出体内晚上产生的浊气，呼气时全身放松有助于缓解晨僵。

操作方法：醒来后身体保持原位，先张口，然后用力向外呵气，将气呵尽后闭口、咬牙，再用鼻孔吸气，吸足后张口再呵。一呵一吸为一息，通常调 10 ～ 15 息。

提示：呵气的直接功效是将胃里、肺里的浊气呵出，对四肢有放松的作用，平时"冻住"时，亦可采用此法。

3. 呻吟导引法

呻吟导引法源自晋代养生学家葛洪，呻吟是人在痛苦时的本能反应，此法有缓解疼痛的作用，大多数帕金森病患者身体感到不适或疼痛都习惯于忍着，认为发出痛苦的呻吟不大雅观。其实，当刚开始感到不适时，用呻吟导引法是最有效的，即使病得很久的帕金森病患者，经常采用呻吟导引法，也是有缓解病痛的作用。

操作方法：帕金森病患者做呻吟导引时采用任何一种姿势均可，呻为吸，吟为呼，呻吟时要刻意发出痛苦的声音，可明显感觉到胸部有起伏，呻吟导引法做 5 ～ 7 次为一组，一般做 2 ～ 3 组为宜。

提示：帕金森病患者所感受的痛苦是常人难以想象的，在痛苦难以排解时，采用呻吟导引法有立竿见影的缓解效果。这一点也希望患者身边的亲友、护理人员给予理解和支持。

4. 叹息导引法

说到"叹息"，很多人都不大习惯，尤其是老年人听到唉声叹气，总认为是不吉利。其实叹息亦是人的本能，当感到胸闷气短时做叹息导引很有效，这也是对治帕金森病患者心理障碍的有效方法，当感到心烦意乱或生闷气时，做3~7次叹息导引法，心里就会感到舒服一些。

操作方法：帕金森病患者做叹息导引法，宜采用鼻吸口呼，鼻子慢慢吸气，然后一气呼出，同时发出叹息声"唉……"，意念是把不好的感觉叹出。胸闷难受时连做3~7次可缓解。

提示：帕金森病患者的心理表现以抑郁占多数，而生理与心理的问题是会互相影响的，因此必须加以重视。采用叹息导引法可有助于缓解和消除抑郁的心理障碍。

5. 内压导引法

帕金森病患者经常会有上气不接下气的感觉，此时采用内压呼吸导引法，可以缓解呼吸不畅的现象。平日勤加练习，需要时可以用于应急。笔者曾听一位帕金森病患者讲述一次突发事件时，她所做出的下意识的本能应急反应，我们事后分析发现与她平时练习内压导引法有关系。

操作方法：先咬牙闭口，用鼻连吸两次短促而有力的气，然后用口慢慢呼出。即：吸～吸～呼～～。胸闷气短时可连做7次为一组，可多做几组，以舒服为度。

提示：用鼻吸气时急促有力，口呼气时要缓慢吐出。

6. 龟息导引法

龟息法是古代养生学家模仿乌龟形态进行调息的长寿法，特别强调呼吸与形体的配合。龟息导引法作为帕金森病患者在床上练习的一种调息法，对帕金森病患者的脊柱康复是非常有益的。

操作方法："晨僵"现象缓解后，即翻身模仿乌龟的形态趴在床上，调匀呼吸（图 3-40A），然后慢慢抬头，同时用鼻子吸气（图 3-40B），待气吸足后，头颈部再慢慢还原，同时用口慢慢呼气。一吸一呼为一息，通常调6～12息。期间感到疲劳也可以低头休息一下。龟息导引法可以配合翻身导引法来做。

提示：帕金森病患者的脊柱不易按照正常的生理位置放松（图 3-40C），采用龟息导引法可以帮助康复。

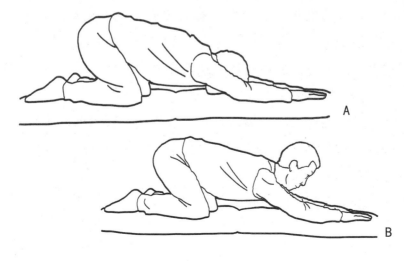

A

B

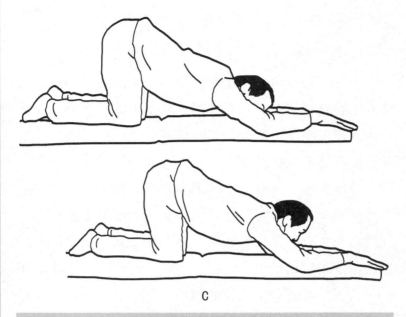

C

图 3-40　龟息导引法

7. 发声导引法

帕金森病患者当发现语言有障碍时，不要紧张。可尽可能少讲话或者禁语 1～2 天，然后开口做发声导引。先做单音练习，后做歌唱或读诵练习。

◎ **单音练习**

帕金森病患者先禁语 1～2 天，然后再开始练习发音，如发"嘘""喂""啊""得""妈"等单音，待熟练后再把这些单音重复叠加，如"喂—喂—喂—"等。直到基本功能康复后再练习唱歌。

操作方法：

"嘘…"，发出"嘘"音时口形要小，声音以自己听到为度，一口气发完，稍作休息，再发第 2 次，共做 7 次。

"啊…"，发"啊"音时口形要大，一口气发完，稍作休息，再发第 2 次，共做 7 次。

"得…"，发"得"音时要弹舌，一口气发完，稍作休息，再发第 2 次，共做 7 次。

◎ **歌唱练习**

唱歌和讲话不同，可以选择一些自己比较熟悉和喜欢的歌曲，由于歌词和节奏都已经很熟悉了，唱起来会比较放松，唱的时候注意口腔的形态，也可以适当唱得夸张一点。也可以选择练习读报或读诵经典，先看后读，一字一句的读。这些都是适合帕金森病患者语言障碍康复的导引法。

八、服药前后导引法

我们曾经有意识地调查帕金森病患者是如何服药的，结果发现他们服药大多都很随意，随便用一点水或其他饮料将药物吞进去就算完事了，以致于药物不能及时、充分地发挥作用，其实无论是服用现代的生物药剂，还是传统的中药都需要一步吞服到位（入胃），帕金森病患者本身吞咽和胃肠道的蠕动功能已经有障碍，如果再马马虎虎一吞了事，那么不但药物不能及时发挥药效，时间久了还会伤害食管和胃肠道的功能。

◎ 服药方法

在服药前，先喝半杯温开水，然后站立或坐正，做"单举导引法"和"双举导引法"各一组，或在两种导引法中任选一种做二组。做完导引后再服药，服药后再加饮一杯温水，然后再做一组导引，这样有利于药物一步到位，且有助于发挥药效。

对于自己做举手导引有困难的患者，可请陪护人员握住手协助做"被动单举导引法"和"被动双举导引法"。

1. 调理脾胃导引法

帕金森病患者的脾胃大多比较弱，但是每天又要定时、定量地服药，因此，调理好脾胃非常重要。此势导引法有保护脾胃的功效，希望能够认真学习和应用。

操作方法：取站姿（图 3-41A、B、C、D）或坐姿（图 3-41E、F），上身保持正直，两手交叉单举（图 3-41A），两掌心一上一下，用劲撑开，同时吸气（图 3-41B），然后放松呼气，同时两手在胸前交叉，再左掌上引，右掌下压（图 3-41C），用劲撑开（图 3-41D）。左、右交叉合为一次，重复 7 次为一组。做 1 ～ 2 组。

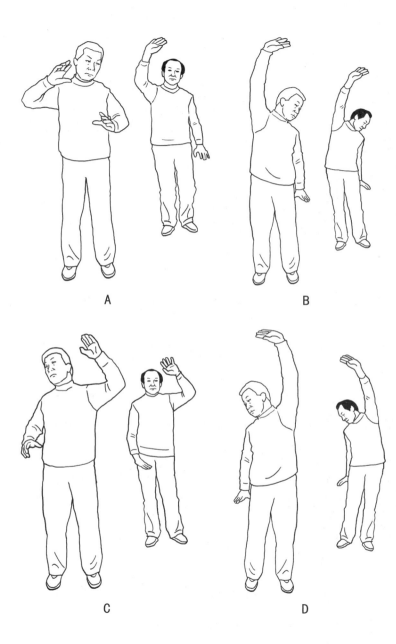

A

B

C

D

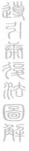

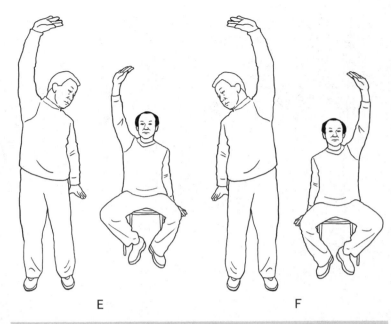

E   F

图 3-41   调理脾胃导引法

提示：单举导引法主要是针对脾胃，中医学认为，脾胃是后天之根本。只要感到胃部不适，即可做此导引。

伸展时用鼻慢慢吸气，还原交替时用口将气慢慢呼出，动作和呼吸要协调，以全身发热为度。此势旨在帮助增强脾胃蠕动，配合呼吸可吐出二氧化碳，吸进新鲜氧气。同时也能促进脾胃的运化功能。

2. 双手托举导引法

双手托举导引法源自中医导引术"两手托天理三焦"，三焦（胸为上焦，腹为中焦，小腹为下焦）主气化功能。

患者做双手托举有利于导引气血向上,改善大脑缺氧状态。

操作方法:取站姿,两腿微微弯曲,两手在胸前,翻掌心向上,抬头挺胸,两掌同时上托(图 3-42A)(正位),上身保持正直(图 3-42B)(侧位),上托时吸气,两手从体侧慢慢放下时呼气(3-42C),至水平位握拳(3-42D),下落时依次放松肩、肘、腕、最后放松手指,重复 7 次为一组。

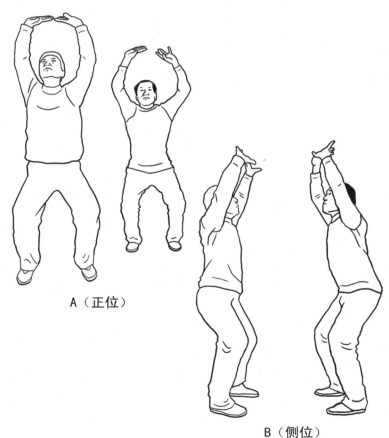

A（正位）

B（侧位）

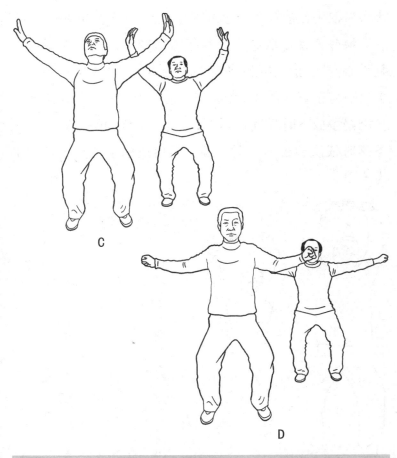

C

D

图 3-42　双手托举导引法

提示：帕金森病患者整天无精打彩，是大脑缺氧和摄入食物未能及时气化的缘故。亲属和护理人员可适当减少帕金森病患者的主食摄入量，再加做双举导引法2～3组。

3. 双手高举导引法

对于无法完成双手托举导引法的患者可以采用以下导引法。托举是掌心向上，高举是手指向上。

操作方法：取坐姿，两手掌心向下置于膝盖（图3-43A），吸气的同时两手上举使横膈膜上提（图3-43B），同时挺胸、抬头（图3-43C）。放下时慢慢呼气。

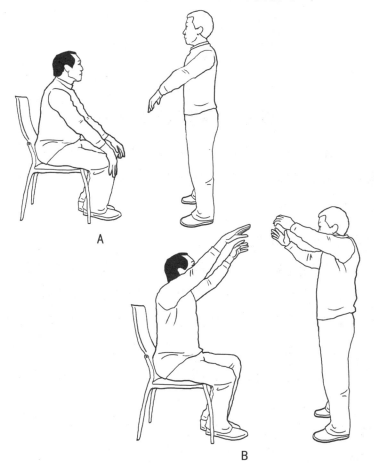

A

B

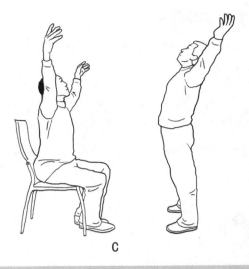

C

图 3-43 双手高举导引法

提示：开始时可以请护理人员陪同患者一起做，以帮助患者控制动作快慢和呼吸节奏。此势重复 7 次为一组。做 2 ～ 3 组。

4. 助动单举导引法

若帕金森病患者自主能力进一步下降，可由护理人员帮助完成助动导引法。学习助动导引法时相互之间的协调配合很重要，若能配合默契会有事半功倍的功效。

操作方法：亲属或护理人员和患者面对面，两手轻轻握住患者的手指，然后调匀气息（图 3-44A），先用左手带着患者右手臂上举，同时吸气（图 3-44B）；放下时慢慢呼气，然后换右手带着患者左臂上举，同时吸气（图 3-44C）。如此左右交叉为一次，重复 7 次为一组。

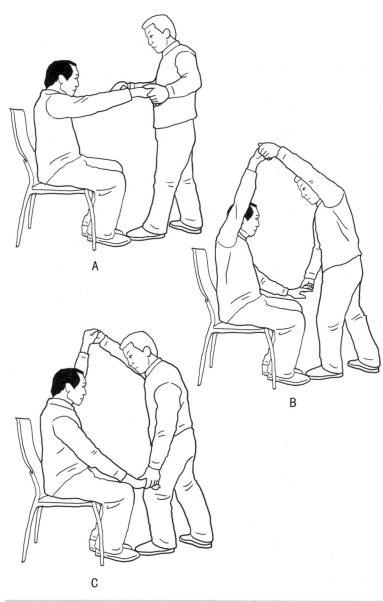

A

B

C

图 3-44 助动单举导引法

提示：被动单举导引法主要功效是调理脾胃，病人无论是吃饭还是吃药都要靠脾胃来运化。护理人员可以在患者吃饭或吃药前后帮助做2组，有利于脾胃运化。

5. 助动双举导引法

助动双举导引法可用于改善帕金森病患者精神萎靡，食欲下降，大便不畅等状况。当患者自己两臂不能同时举过头顶，可采用助动双举导引法。

操作方法：护理人员和患者面对面，护理人员两手轻轻握住患者的手指（图3-45A），调匀气息后，两手同时带着患者两臂慢慢上举至头顶（图3-45B），同时吸气；两手慢慢放下时缓缓用口呼气（图3-45C），待患者两臂自然下垂后，再重复做第二次。一上一下为一次，重复7次为一组。

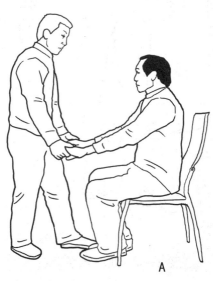

A

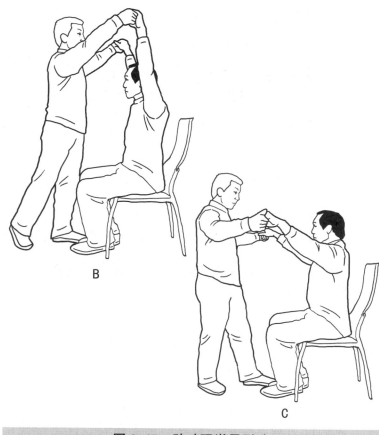

B

C

图 3-45　助动双举导引法

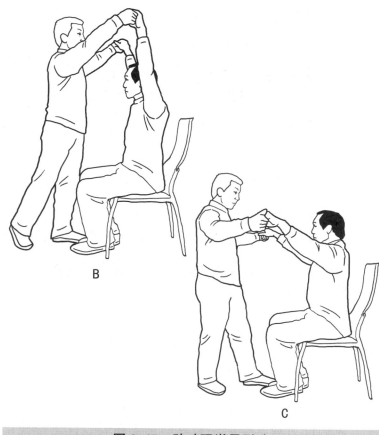

提示：握住患者双手上举时提醒患者用鼻慢慢吸气，动作还原时用口将气慢慢呼出。动作和呼吸要协调，次数以全身发热为度。

练习此势可增强脾胃蠕动和三焦气化功能，呼出二氧化碳，吸进新鲜空气。在进行助动导引时，应要求患者配合动作做呼吸导引和意念导引，用意念指挥肌肉的运动，以便更有效地利用药效，达到消除运动障碍的目的，在进行意念导引时应多鼓励病人积极主动地去完成。等到患者自己能独立完成时，就尽量让他自己做。

帕金森病患者在做双举导引法的过程中出现打嗝、打呵欠、肠鸣、矢气（放屁）都是正常的生理反应。

九、被动导引按跷法

对于帕金森病患者而言，除了主动完成的导引方法和由护理人员帮助完成的导引方法外，还有一些是需要护理人员来指导实施完成。我们称之为被动导引按跷法，包括形体的导引和局部的按跷。

关于导引前面已经作了详细的表述，按跷亦是一门中医技艺，有些类似现在的按摩、推拿、指压等，是用手、肘、足、膝等部位对患部进行有序的刺激，来改善患者局部的生理功能。

我们针对观察到的帕金森病患者障碍设计了一些帮助缓解和康复的导引按跷法，供帕金森病患者亲属和护理人员学习、使用。亲属和护理人员应适时帮助帕金森病患者进行被动导引按跷。如患者处于"关闭"状态（药物失效期），准备再次服药时，亲属和护理人员要帮助患者做 5 ～ 10 分钟的被动导引按跷，这样做有利于药效在体内重新"启动"。

护理人员一定要仔细认真地了解帕金森病患者的障碍所在，选择有针对性的导引方法指导患者练习，患者在锻炼时要多加鼓励，患者受益了，自然会坚持。因为每位帕金森病患者都有其个体差异，因此不必将书中所有的导引方法一股脑儿地用上，选择几种针对性强的导引方法入手是比较妥当的方法。也可以在做导引前先听听医生的建议。

◎ 被动导引按跷的功效

①充分活动放松身体各个部位，包括躯体和各关节，可以避免关节强直和震颤。

②放松肌肉，刺激经筋，以预防痉挛和萎缩。

③结合呼吸和意念导引，逐渐消除紧张状态，促使恢复主动导引的能力。

1. 捏足趾与手指按跷法

人体的十二经筋起始于足趾与手指，中医学认为，肝主筋，筋之华在甲（即手指甲、足趾甲）。护理人员或亲属适时地捏捻帕金森病患者的指甲和足趾甲，可以帮助患者疏导经筋。

操作方法：帕金森病患者取坐姿或卧姿，洗净手、足，放松身体。亲属或护理人员用右手拇指和食指，捏住患者小手指或小足趾慢慢捏捻，捏捻 10 次后再换一手指或足趾，捏捻的顺序是由小指到拇指，依次捏捻。如果在捏捻时发现某一指或趾特别痛时，可多捻几次，直到不痛为止（图 3-46A、B）。

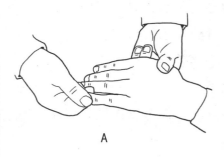

提示：这是一种非常有效的导引按跷法，患者如果能够自己捏捻是最好的，自己捏捻有困难就请亲属或护理人员帮助捏捻。

如果感到手指灵活度恢复了，可配合弹指导引法练习（图 3-46C、D）。

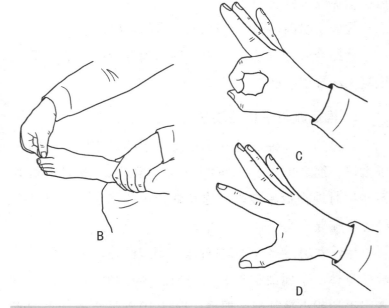

图 3-46 捏捻足趾与手指按跷法，弹指导引法

提示：弹指按食指、中指、无名指、小指，顺序练习，

连续做 5 ~ 7 组。

2. 点按导引法

护理人员用手指点按刺激帕金森病患者穴位，如头部的睛明穴、承泣穴，手上的合谷穴（在手背，第 1、2 掌骨间，当第 2 掌骨桡侧中点处）、内关穴、外关穴及腿上的三阴交穴等，用手指轻轻点压或用手指肚拍打，可以行气活血亦可舒缓经筋。

操作方法：这些方法可以由护理人员完成，也可以让患者在护理人员的指导帮助下自己完成。手指点按承泣穴（图 3-47A）；点按睛明穴（图 3-47B）；点按外关（图 3-47C）；点按内关（图 3-47D）；点按合谷穴（图 3-47E）；点按三阴交（图 3-47F）。点按的时候要宁神静气，专注在穴位上，才会有效果。

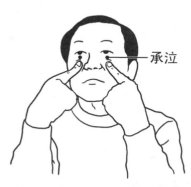
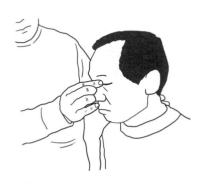

A 点承泣穴	B 点按睛明穴
承泣穴：（瞳孔直下，当眼球与眶下缘之间）	睛明穴：（目内眦角稍上方凹陷处）

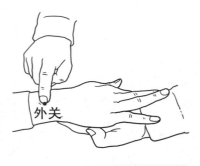

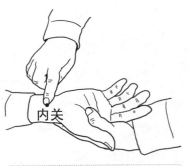

C 点按外关穴

外关穴：前臂背侧，腕
背横纹上 2 寸，尺骨与
桡骨之间。

D 点按内关穴

内关穴：在前臂掌侧，
腕横纹上 2 寸，掌长肌
腱与绕侧腕屈肌腱之间。

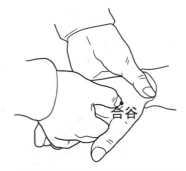

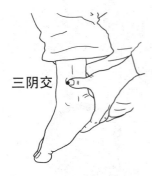

E 点按合谷穴

F 点按三阴交穴

三阴穴：小腿内侧，内踝
尖上过，胫骨内侧缘后方。

图 3-47　点按导引法

　　提示：对于内关穴和外关穴，还可以采用手指肚轻
轻拍打的放松，对于放松手腕关节效果很好。

点按和拍打法可以经常用，慢慢会积累一些经验，如点按的力度、时间等。

3. 拍打法

拍打法是护理人员帮助帕金森病患者在特定的生理位置进行适当松解的方法。通过拍打刺激相关的经筋和穴位，对患处起到缓解的作用。通常来说，依次顺序为内关穴、外关穴，环跳穴、足三里等，还可以拍打僵硬的肩、肘、腕、腰、髋、膝、踝、足底等部位。

◎ 拍打内关穴、外关穴法

操作方法：护理人员以右手指肚拍打患者内、外关穴。内关穴在手腕内侧，经拍打后可以松解手上三条阴经筋（图 3-48）；外关穴在手腕外侧，经拍打后可以松解手上三条阳经筋（图 3-49）。拍打内关穴时手法较轻，拍打外关穴时手法稍重。拍打时患者会有针刺感。

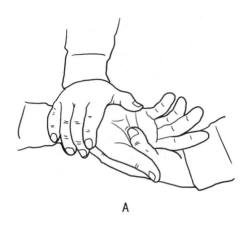

A

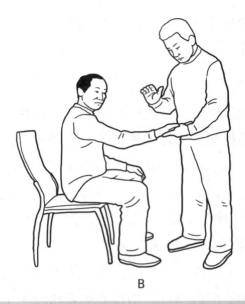

B

图 3-48　拍打内关穴法

内关穴：在前臂掌侧，腕横纹上 2 寸，掌长肌腱与绕侧腕屈肌腱之间，按跷要穴之一。

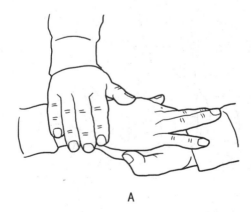

A

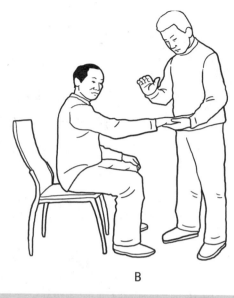

B

图 3-49 拍打外关穴法

外关穴：前臂背侧，腕背横纹上 2 寸，尺骨与桡骨
之间，按跷要穴之一。

提示：拍打内关穴时手法较轻，拍打外关穴时手法
稍重；拍打上肢时手法较轻，拍打下肢时手法稍重。

◎ 拍打环跳穴法

帕金森病患者腰酸、腰胀可拍打环跳穴，环跳穴主降，
经拍打可以缓解腰部酸胀。

操作方法：两脚开立，与肩同宽，上身保持正直。
放松腰部，两臂同时展开，然后用手掌拍打环跳穴（图
3-50），力度可稍大。重复拍打 7 次为一组。

环跳

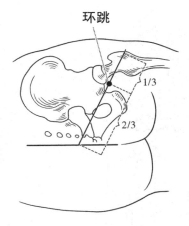

环跳穴：在股外侧，侧卧屈股，当股骨大转子最凸点与骶管裂孔连线的外 1/3 与中 1/3 交点处，此穴主降松腰。

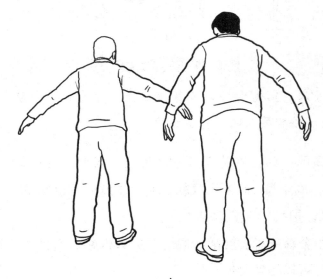

A

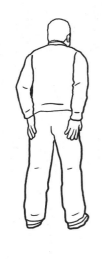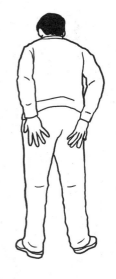

B

图 3-50　拍打环跳穴法

　　提示：如患者无法独立完成，可平卧于床由护理人员帮助点按环跳穴，然后再拍打。

　　◎ **拍打足三里穴法**

　　中医养生学历来将"足三里"视作重要的保健养生穴位。帕金森病患者拍打和艾灸足三里穴能帮助舒筋通络，并有助于调节机体免疫力。

　　操作方法：取坐姿，两手臂展开，用手掌拍打足三里穴位（图 3-51），力度可稍大。重复拍打 7 次为一组。

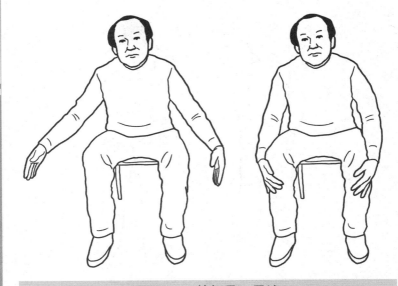

图 3-51　拍打足三里法

足三里:屈膝,当犊鼻下 3 寸,距胫骨前缘一横指(中指)。

提示:如患者无法独立完成,亦可由护理人员帮助完成,如果护理人员指力小,亦可点按足三里穴。

◎ 拍手法

操作方法:取坐、卧或站姿均可。两手置于体前,两手手指自然展开(图 3-52),然后相对击掌,拍 7 次后稍作休息,再重复拍 7 次。

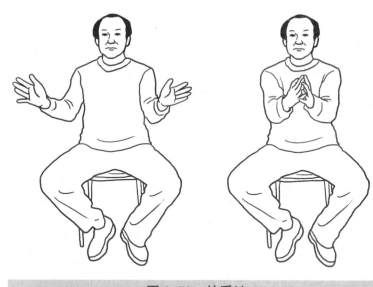

图 3-52　拍手法

　　提示：帕金森病患者当手出现震颤时，要立即改变体位和手臂的位置，方法如上举、抬高肘部等。痉挛时可用手握空拳，放松手腕，轻轻叩击痉挛处，以降低肌张力，痉挛即会缓解。

十、其他辅助康复法

　　帕金森病患者除了需要导引康复法外，在日常生活中还要融一些辅助康复的方法，如饮水法、生津法、咽津法、服饵法、艾灸法等，这些方法都能让帕金森病患者从日常生活的细节中得到有益的帮助。

1. 服药前后的准备

我们曾经有意识地调查帕金森病患者是如何服药的。结果发现他们服药大多都很随意，随便用一点水或其他饮料，将药物吞进去就算完成任务了，还有的帕金森病患者药效过后，会在口袋里拿出药来咬半粒续上，这些服药法都是非常不规范的，以致于药物不能及时充分地发挥作用。其实无论是服用现代的生物药剂，还是传统的中药都需要一步吞服到位（胃）。

帕金森病患者本身吞咽和胃肠道的蠕动功能已经有障碍，如果再马马虎虎一吞了事，那么不但药物不能及时发挥药效，时间久了还会伤害食管和胃肠道的功能。

帕金森病患者几乎都有"便秘"问题，究其根本是肠道蠕动差和肠道内缺少水分，中医学将其称为"无水停舟"。患者长期服用的药物都需要足够的水去溶解稀释，由于患者对此没有足够认识，大多数人只是把药物吞咽下去了事，久而久之就会出现便秘，解决方法是每次服药都要饮用足够的水，以供药物充分溶解。再配合专门的"饮水三步法"可得事半功倍之效。

另外需要注意的是药物需要用温开水送服。不要随意取来汤液、饮料等取代。

◎ 服药方法

先准备一杯温开水，服药前先含一小口温水在口中，然后鼓腮多次，使口腔内充分产生唾液，再用力的将口里的水液咽下去，吞咽时以能听见"咕咚"声为度，如此重复饮水 3～5 次。然后将药物用温水送服。再重复前面含、鼓、咽饮水三步法，直至将温水全部喝完。

提示：服药前可先做"单举导引法"或"双举导引法"各一组，或在两种导引法中任选一种做 2 组。做完导引法后再以饮水三步法送服药物，服药后要多饮一些温水，然后再做一组导引。

这么做虽然看起来比较复杂，但有利于药物一步到位且容易产生药效，对便秘的缓解也有帮助。

服药是帕金森病患者一天的主要功课，一定要认真对待。

2. 鼓腮搅舌导引法

中医学认为帕金森病患者大多虚火旺。虚火旺容易口苦舌燥是"伤津"的表现，因此生津非常重要。

导引学很注重津液，生津法有叩齿、鼓腮、搅舌、咽津等，其中鼓腮、搅舌导引法源自"五禽戏"之猴戏，也有活化脸部神经之功效。

操作方法：取坐或站姿。在口中含一小口水，紧闭嘴唇，用腮鼓漱，水在口中作响多次，然后抬头吞咽（若感到咽喉有痰可吐出），待口中无水时，舌尖在上腭搅动，待舌下产生津液时再咽下。重复吞咽 7 次为一组。

提示：刚开始做鼓漱、搅舌生津，若一时很难产生津液，可将柠檬水含在口里鼓漱以助生津。

附：柠檬水助生津

操作方法：买新鲜的柠檬，切一片放入杯中，再用温水冲泡备用。

提示：饮用柠檬水时配合饮水三步法效果更佳。

3. 关于流涎和咽津

流涎是帕金森病患者吞咽障碍的早期表现，应该引起患者和亲属、护理人员的重视，我们曾经看到过有的帕金森病患者脖子上挂一个纸巾盒，盒子内放着干纸巾，用以盛吸流下来的唾液。这是严重吞咽障碍造成的。因此必须要认真对待流涎和咽津问题。

操作方法：首先做抿嘴练习和张嘴练习，尽可能把嘴巴抿紧，然后再张嘴。一抿一张重复 10 次为一组。

其后做咬牙练习，一咬一松，重复 10 次为一组。

然后再做鼓腮搅舌咽津练习，以自己听见咽津声音为度，咽津后用意念将津液送到小腹。

提示：中医学认为，流失津液过多会使人萎靡不振。

4. 数息法

帕金森病患者大多心浮气躁，在日常生活和康复锻炼中，若能刻意地心平气和地数息，以调摄呼吸和心神，则对身心大有裨益。

操作方法：取坐、卧或站姿均可。全身放松，闭目养神，意念集中在自己的呼吸上。一呼一吸为一息，每息记数一，从 1 数到 50，若中途忘记，从头再数。注意呼吸要细长均匀。

数息完毕，不要急于睁眼，先对搓手掌，再搓手背如洗手状，待手发热，用手指贴住头皮梳发，由前额发际向后脑梳，反复多次，梳毕用手按摩脸部穴位（睛明穴、承泣穴），再用两掌心熨眼眶，然后再睁开眼睛。

5. 养生服饵方

服饵法是传统养生法必用的一种饮食疗法，其特点是温和地补益虚损，无不良反应。适合帕金森病患者的服饵方有白茯苓浸膏、菊花枸杞饮、养生白粥等。

◎ 白茯苓浸膏

取白茯苓 500 克，原生蜂蜜 2500 克，和合浸泡 2 个月后即可食用。

功效：止咳祛痰，健脾和胃，补心清肺，利水渗湿，消肿利尿、通便等。

服法：每天早晨空腹服 8 ～ 10 粒，嚼烂后用温水送服。

提示：白茯苓以云南产的为佳，称为云苓。蜂蜜以清明节前采收且没有炼过的原生蜂蜜为好，合药浸泡服饵时间以农历五月端午节前后为宜，这是"地道"的合药法。

◎ 菊花枸杞饮

取杭白菊和宁夏枸杞子适量，放在有盖的杯中，冲入开水盖上杯盖，待水温后饮用。

提示：服饵方不同于吃药，须长期使用方能逐见其效。

◎ 养生白粥

白粥又名薄粥，是明代大医药学家李时珍非常推崇的服饵法，谓其功效曰：调和五味，推陈出新。

煮法：取适量粳米洗净备用，取适量水先用大火煮沸，然后再下粳米，煮至可以闻到米香味时改用小火，待米煮成糜后再用大火煮沸即可。

提示：煮粥之米选用黑龙江粳米为佳，煮白粥关键是掌握火候，即先以武火煮水，再下粳米，待米香味出，改用文火将粳米煮糜烂，最后再用武火冲一下，以取其二头之动性。

喝此养生白粥时忌用各种小菜，其味淡能调和五味。

6. 艾灸法

艾灸法是很实用的一种辅助康复法，技法很多，这里仅选择介绍悬灸足三里法。中医学认为，足三里穴是健康穴，也是长寿穴。

操作方法：取清艾灸条一支，用火点燃后，采用雀啄灸法灸足三里穴（图3-53），每穴灸 5 ~ 10 分钟。

提示：做艾灸前先喝一杯温水，艾灸后注意将艾条

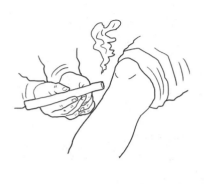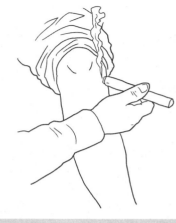

图 3-53　艾灸法

足三里:屈膝,当犊鼻下 3 寸,距胫骨前缘一横指（中指）。

的火熄灭，避免火灾隐患。

十一、导引康复法的机制

当今快节奏的工作和生活使人们很容易感到紧张和压抑。人们长时间处在这样的环境会使心理和神经系统都处于压抑之中，久而久之，免疫功能下降，积劳成疾。

大脑皮质感觉区、运动区与导引康复

当我们要做某种动作时，例如拿东西是由大脑运动中枢发号施令。这是受意志支配的动作，正常人可以轻松地产生并完成。而当大脑运动中枢系统功能失常时会

产生反应迟钝、关节僵硬甚至麻痹等症状。这方面的功能失常，尤其会影响到灵活又精确的动作，例如脸部表情和用手操作仪器，因为脸和手的部位在大脑运动中枢所占的比例最大（图3-54）。

从图中可以看到，身体各部位在大脑皮质的代表区

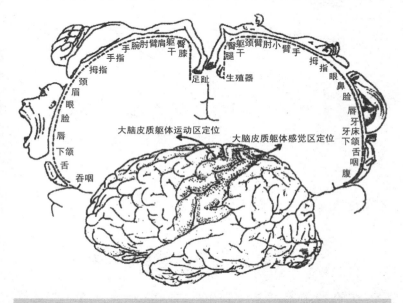

大脑皮质躯体运动区定位　　大脑皮质躯体感觉区定位

图 3-54　大脑皮质感觉区和运动区示意

域是倒置的，即足在上，头在下。而身体敏感部位和灵敏部位，在大脑皮质上所占的区域比较大（具体表现为图形较大）；迟钝的、活动少的部位在大脑皮质上所占的区域比较小（具体表现为图形较小）。通过此图我们可以清楚的看到，大脑运动中枢所控制的身体部位（如脸、手、腿、舌、耳等）均占有较大面积，因为这些都是人们产

生精确动作的器官，也是帕金森病导引康复法所着重针对的。本书所记录的导引康复法，除针对经筋疏导外，也刻意地疏导锻炼运动感觉区灵敏部位（面部、手部、足、舌、耳等）。

现实生活中我们可以看到不少帕金森病患者咬紧牙关驱动已经有功能障碍的生理部位，坚持着工作和甚至还照顾家人。外人看来他们很苦，实际上他们选择了一条正确的道路。与此相对的是，有些家庭条件比较好的帕金森病患者，刚一查出有问题，马上找护工和保姆，把治疗交给医生，把护理交给护工，样样有人代劳，最后反而加剧了功能的衰退，实在令人惋惜。由此我们可知，患病并不可怕，可怕的是患病后自己毫不作为，把一切都寄托在医疗和护理上，自己只是被动的接受而不懂得主动的参与，最后白白浪费了最佳的康复时机。

如果注意看书的读者会发现，前文中我们多处使用了"刻意"，为什么要突出强调"刻意"呢？我们知道帕金森病是退行性疾病，患者只有刻意地重新去练习已经退化的动作，譬如张嘴、咬牙、舌舐、咽津等，这些功能才能逐渐恢复。

我们常常看到脑中风的患者有些半边身体是瘫痪的，这是由于大脑运动中枢已经无法支配瘫痪的部位所致。幸运的是帕金森病患者与此不同，通过服药开启后，帕金森病患者几乎和常人一样又恢复了常态，基于这一点我们可以认为帕金森病患者的运动障碍不同于脑中风患者，是大有康复潜力可挖掘的。

我们在帕金森病患者药效过后，指导帕金森病患者刻意地做高抬腿，起初并没有明显反应，经过一段时间刻苦地导引康复后，病人逐渐恢复了抬腿能力，继而能蹒跚前行了，这点进步对帕金森病患者而言确实是值得兴奋的事。

帕金森病患者的"吞咽障碍"是所有功能障碍中致死率最高的，有的患者从流涎开始发展到喝水呛、直至连嘴也闭不紧，唾液也吞咽不下，此时一旦呛咳食物进气管会有生命危险。因此，本书用了不少笔墨讲述消除吞咽障碍的导引方法。

经筋、肌体的紧张是导致运动性障碍的主要原因之一，而通过导引放松是对治紧张最有效的方法。它既可以放松形体，也可以帮助我们放松心理，释放压力，让整个身心都松弛下来，这种疗效是任何药物都不能代替的。我们知道人体的骨骼肌又叫"随意肌"，只要掌握了技巧，它们就可以随着我们的意念放松而得到松弛。生病时间较短的患者，在积极求医用药的同时，要加强肢体功能锻炼，尽可能保持各个部位的生理功能，及早预防出现僵硬、水肿、肌肉萎缩和抽筋等症状。而对于生病时间较长，已经出现这些症状的患者，也应做些力所能及的放松动作，并由护理人员配合完成助动导引和被动导引，顽强地和病魔作斗争，这是一场持久战，更是一场拉锯战。胜利属于坚持下来的那一方。

呼吸的导引奥妙无穷，我们的祖先称此道为"吐纳之术"。现代医学研究表明，人类的呼吸系统并没有被完全利用，尚有很大潜力可以开发。我们知道人的呼吸系统具有双重性，它既听从于大脑中枢神经系统又服从于自律神经系统。当我们有意识地练习呼吸导引，使吸入的新鲜氧气在肺泡内延长时间，增强氧气和二氧化碳的交换量，可以使与呼吸系统相关的症状逐渐得到改善。

在做所有的导引康复训练时，很重要的一点就是"心平气和"。平和的心态对每个人都很重要，尤其是病人。现代医学出现了一门新兴的交叉学科，叫作"心理神经免疫学"。该学科认为，人的心不平就会气不顺，气不顺就会影响神经系统，当神经系统受到影响，免疫功能就会出现问题。心理神经免疫学研究表明：注重心理免疫的人之所以能够战胜疾病，是因为精神因素配合药物治疗与内在的免疫功能潜力密切相关。临床研究发现，神经系统可同肾上腺素，5-羟色胺和多巴胺等神经系统递质对免疫器官产生激发和支配作用，从而使抗体增多，痛苦减少。

大量事实证明，在疾病面前，即使病情很轻，如果心理负担过重，也不利于调动和增加机体的免疫功能。一旦心理防线崩溃，不但病情加重，而且还会酿成生命的悲剧。因此，我们有必要刻意的对自己的身体、呼吸和心情进行调节，经常保持良好的状态，这样做对增强免疫功能十分重要。轻松、乐观、舒畅和饱满的心态，有助于康复，有益于健康。

第 4 章

护理人员强筋导引术

前面提到帕金森病患者的亲属和专职护理人员每天面对受疾病折磨的患者，身心也会受到伤害，除了要尽快掌握护理帕金森病患者的技术外，每天更应该用不少于 30 分钟的时间来导引自身的经筋，关爱自己的健康。如此可以较长时间地保持良好的身心状况来完成这项看似简单、实质是很细致的、需要用心来做的护理工作。

我们知道帕金森病是非常折磨人的慢性脑病，帕金森病患者不单是行动、语言等方面受到伤害，随着患病时间的增长，患者的心理也会产生障碍。到那时对护理人员的要求会更高，因此护理人员的心理素质要提高。

中医导引学技术的核心是通过锻炼经筋，来增强人体的自组织能力和自康复能力。通过学习和锻炼，护理人员的筋骨强健了，他们对导引技术的理解也自然会加深，护理工作也会得心应手，而且人与人之间的身心状态是会互相影响的。护理人员健康、饱满的身心状态会给予患者积极的影响，形成良性循环。

我们目前也正在探索将现在单独指导帕金森病患者、护理人员和亲属的方法，改成面授教学的形式，以方便更多的帕金森病患者及其护理人员了解和学习。

一、经筋与健康

中医学将人体体表经筋分为十二部分，以十二经筋命名，分别是手三阴经筋、手三阳经筋、足三阴经筋、足三阳经筋。

"十二经筋说"最早出自《灵枢经·经筋》，十二经筋起于手指、足趾，归于胸腹、头面，结于阴器，遍布全身，其主要作用是联结肌肉、骨骼，保持人体正常的运动功能。由上述十二经筋的分布和联结情况可见经筋同骨骼和肌肉的关系是相当密切的。正如《素问·痿论》中所表述："宗筋主束骨而利机关也。"说明经筋能约束骨骼，有利于关节的屈伸活动。

经筋发病，多为痹证，表现为筋脉牵引，肌肉挛急，弛缓不收，转筋强直，肢体抽搐等，临床常见如运动神经所引起的肌肉痉挛、瘫痪等，均属经筋为病的范围。《素问·长刺疾论篇》载："病在筋，筋挛节痛，不可以行。"

中医导引学经典《易筋经·总论》这样表述经筋与健康的关系：

筋弛则病，筋靡则痿，筋弱则懈，筋缩则亡。

筋壮则强，筋舒则长，筋劲则刚，筋和则康。

十二经筋是经络系统在肢体外周的联属部分，隶属于十二经脉，依靠脏腑经络、气血的濡养而得以维持。对经筋病候的研究充实了经络学中有关运动功能方面的生理、病理的理论，一直以来都是中医导引学的重要内容。

二、强壮筋骨的易筋经十二势导引法

"易筋经十二势导引法"是中医导引学的经典，在中国传承已近 1500 年历史，2009 年被列入第二批上海市非物质文化遗产名录。

此十二势导引法即针对人体的十二经筋进行疏导，由于其是针对筋经导引，故不同于其他锻炼。在导引过程中由于经筋起止走向不同，而有肢体的伸展、俯仰、扭转、平衡等，筋腱的伸缩会对骨膜和关节进行疏导。同时易筋经十二势有针对性地疏导人体十二经筋，从而改善了人体的筋骨状况，增强人们的自组织能力和自康复能力。一直以来都是中医治未病的重要技术手段。

限于篇幅，本书仅附录易筋经十二势经筋导引图谱，以便读者能更直观地了解导引与经筋的关系。

易筋经十二势导引法可参阅笔者所著《古本易筋经十二势》（科学普及版），2012 年由人民军医出版社出版，书中有光碟和动作分解挂图，方便读者学习。《达摩易筋经》，2009 年由上海古籍出版社出版。

三、易筋经十二势经筋导引图谱

　　易筋经十二势经筋导引图谱是范峻青老师根据易筋经十二势导引法古图谱与《灵枢经》中十二经筋图谱整合而成。如此既能保持古朴之原貌，又更加直观地将导引与经筋的关系加以表现，方便读者了解和学习。

1. 韦陀献杵第一势——疏导手太阴经筋

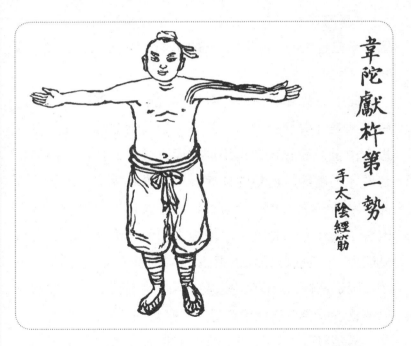

韦陀獻杵第一勢　手太陰經筋

　　手太阴经筋循行：起始于手大拇指之上，沿拇指上行，结于鱼际部之后，行寸口动脉外侧，上行沿前臂，结于肘中，向上经过上臂内侧，进入腋下，出缺盆部，结于肩髃前方，其上方结于缺盆，自腋下行，从下方结于胸里，分散通过胃之贲门，与手厥阴经之筋在胃下会合，达于季胁。

2. 韦陀献杵第二势——疏导手少阳经筋

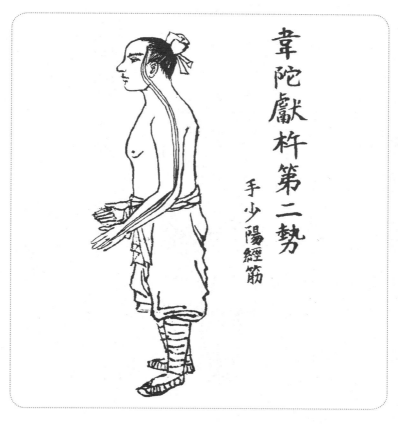

韦陀獻杵第二勢

手少陽經筋

手少阳经筋循行：起始于第四手指端，结于手腕背，上走前臂外侧，结于肘部，向上绕行于上臂外侧，上循肩部，走到颈部会合手太阳经筋。其分支当下颌角部进入，联系于舌根，一支上下颌处沿耳前，属目外眦，上达颞部，结于额角。

3. 摘星换斗势——疏导手少阴经筋

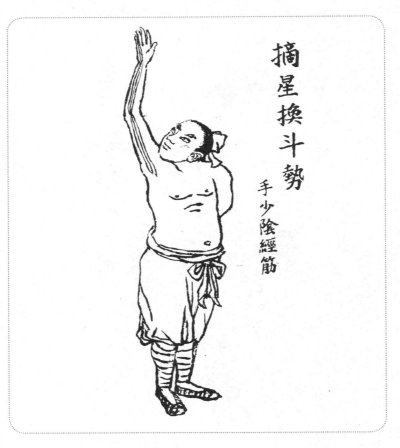

摘星换斗势

手少陰經筋

手少阴经筋循行：起始于手小指内侧，结聚于手腕后豆骨处，向上结于肘内侧，上入腋内，交手太阴经筋，伏行于乳里，结聚于胸部，沿贲门向下，联系于脐部。

4. 出爪亮翅势——疏导手阳明经筋

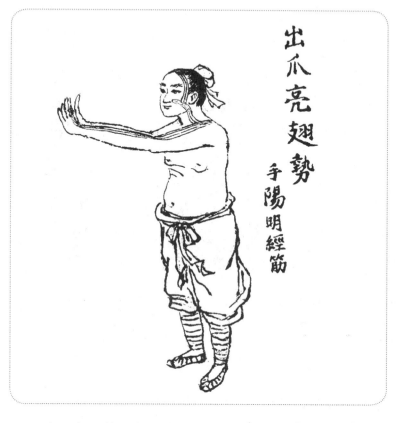

出爪亮翅势 手陽明經筋

手阳明经筋循行：起始于第二手指桡侧端，结于手腕背部，向上沿前臂，结于肘外侧，上经上臂外侧，结于肩髃部；分出支筋绕肩胛处，挟脊柱两旁；直行的经筋从肩髃部上走颈；分支走向面颊，结于鼻旁颧部；直上行的走手太阳经筋前方，上左侧额角者，结络于头部向下至右侧下颌。

5. 倒拽九牛尾势——疏导足阳明经筋

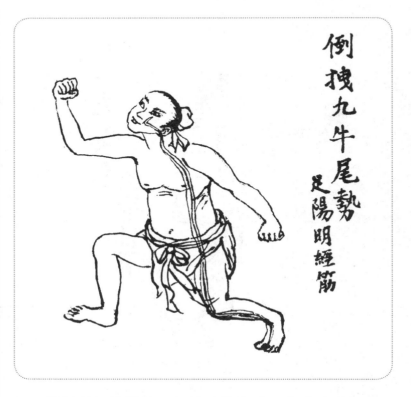

足阳明经筋循行：起始于足次趾、中趾及无名趾，结于足背，斜向外行加附于腓骨，上结于胫外侧，直上结于髀枢，又向上沿胁部属于脊。其直行者上沿胫骨，结于膝部；分支之筋结于外辅骨部，合并足少阳经筋。直行的沿伏兔上行，结于股部而聚会于阴器。再向上分布到腹部，至缺盆外结集；再向上至颈，夹口旁，合于鼻旁颧部，相继下结于鼻，从鼻旁合于足太阳经筋。太阳经筋为"目上纲"上睑,阳明经筋为"目下纲"下睑。另一分支之筋,从面颊结于耳前部。

6. 九鬼拔马刀势——疏导足太阳经筋

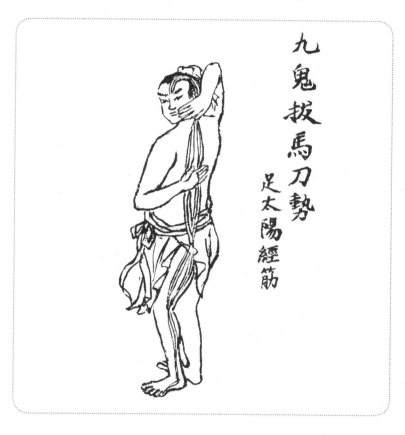

足太阳经筋循行:起始于足小趾,上结于外踝,斜上结于膝部,下支沿足外侧结于足跟,向上沿跟腱结于腘部;其分支结于小腿肚(踹外)上向腘内侧,与腘部一支并行上结于臀部;向上夹脊旁,上后项。分支入结

于舌根。直行者结于枕骨，上向头顶，由头的前方下行到天庭，结于鼻部。分支形成"目上纲"，下边结于颧骨部。背部的分支，从腋后外侧结于肩髃部位；一支进入腋下，向上出缺盆，上方结于完骨（耳后乳突）；再有分支从缺盆出来，斜上结于颧骨部。

7. 三盘落地势——疏导手厥阴经筋

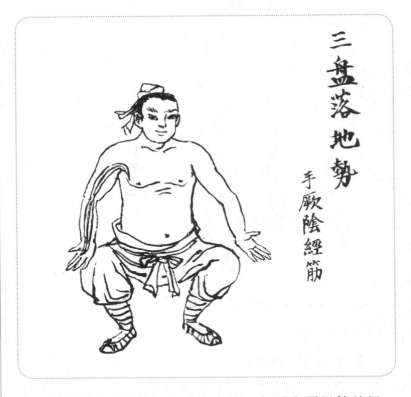

三盘落地势

手厥陰經筋

手厥阴经筋循行：起始于中指，与手太阴经筋并行，结于肘部内侧，上经上臂的内侧，结于腋下，下行分散前后而夹胁肋。分支进入腋内，散布于胸中，结于胃部。

8. 青龙探爪势——疏导足少阳经筋

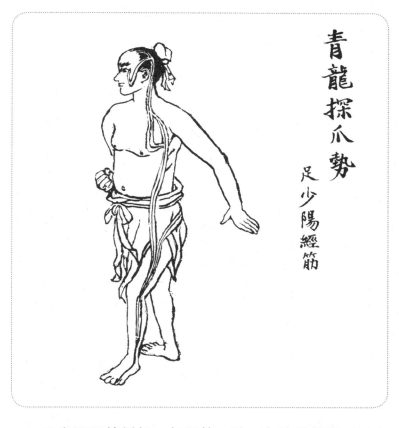

青龍探爪勢

足少陽經筋

足少阳经筋循行：起于第4趾，上结于外踝，再向上沿胫外侧结于膝外侧。其分支另起于腓骨部，上走大腿外侧。前边结于伏兔（股四头肌部），后边结于骶部。直行的上侧腹季胁下空软处，上走腋前方，联系于胸侧和乳部，结于缺盆。直行的上出腋部，通过缺盆，走出太阳筋的前方，沿耳后上绕到额角，交会于头顶；向下走向下额，上方结于颧骨部，分支结于外眦成"外维"。

9. 卧虎扑食势——疏导足厥阴经筋

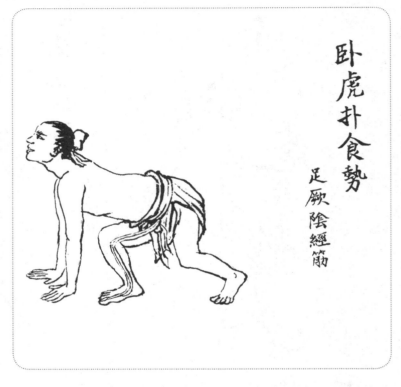

卧虎扑食势

足厥阴经筋

足厥阴经筋循行：起始于足蹲趾的上边，向上结于内踝前方，向上沿胫骨内侧，结于胫骨内踝之下，再向上沿大腿内侧，结于阴器部位而与诸筋相联络。

10. 打躬势——疏导足少阴经筋

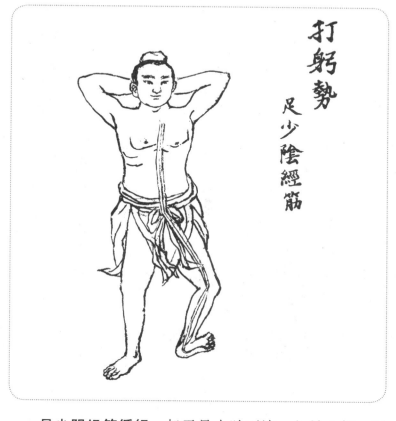

打躬势

足少阴经筋

足少阴经筋循行：起于足小趾下边，入足心部，同足太阴经筋斜走内踝下方，结于足跟，与足太阳经筋会合；向上结于胫骨内踝下，同足太阴经筋一起向上行，沿大腿内侧，结于阴部，沿膂（脊旁肌肉）里夹脊，上后项结于枕骨，与足太阳经筋会合。

11. 工尾势——疏导手太阳经筋

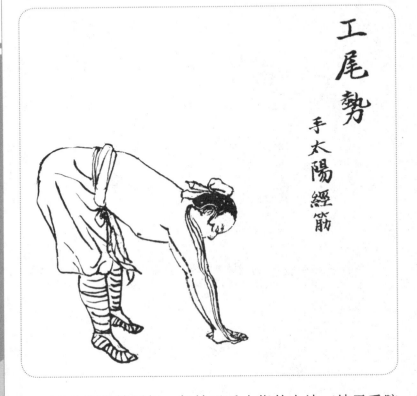

手太阳经筋循行：起始于手小指的上边，结于手腕背，上沿前臂内侧，结于肱骨内上髁后，以手弹该骨处，有感传可及于手小指之上。再上行，结于腋下；其分支走腋后侧，向上绕肩胛部，沿着颈旁出走足太阳经筋的前方，结于耳后乳突部；另一支从颈上入耳中，循耳前，上额结于角，直行的出于耳上，向下结于下颌处，上方的连属于眼外眦。

12. 收势——疏导足太阴经筋

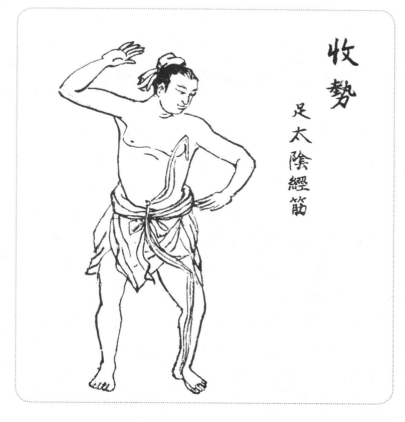

　　足太阴经筋循行：起始于足跗趾内侧端，上行结于内踝，直行向上结于膝内辅骨（胫骨内髁部）向上沿着大腿内侧，结于股前，会聚于阴器部；向上到腹部，结于脐，再沿着腹内结于胁，散布到胸中；在内的经筋则附着于脊旁。

附录 A

帕金森病的诊断标准

帕金森病的诊断主要依靠病史、临床症状及体征。根据其隐袭起病、逐渐进展的特点，单侧受累进而发展至对侧，表现为静止性震颤和行动迟缓，排除非典型帕金森病样症状即可做出临床诊断。对左旋多巴制剂治疗有效则更加支持诊断。常规血、脑脊液检查多无异常。头 CT、MRI 也无特征性改变。嗅觉检查多可发现帕金森病患者存在嗅觉减退。以 18F- 多巴作为示踪剂行多巴摄取功能 PET 显像可显示多巴胺递质合成减少。以 ^{125}I -β-CIT、^{99m}Tc-TRODAT-1 作为示踪剂行多巴胺转运体功能显像可显示多巴胺转运体数量减少，在疾病早期甚至亚临床期即可显示降低，可支持诊断。但此项检查费用较贵，尚未常规开展。

英国脑库帕金森病诊断标准见表 1。帕金森病的严重程度一般可采用 H&Y（Hoehn & Yahr）分级来评估（表 2）。

一、英国脑库帕金森病诊断标准

见表 1。

表 1 UK 脑库帕金森病临床诊断标准

第一步：诊断帕金森综合征
运动减少：随意运动在始动时缓慢，重复性动作的运动速度及幅度逐渐降低 同时至少具有以下一个症状： A. 肌肉僵直 B. 静止性震颤（4～6Hz） C. 直立不稳（非原发性视觉，前庭功能，小脑及本体感觉功能障碍造成）

第二步：帕金森病排除标准
反复的脑卒中病史，伴阶梯式进展的帕金森病症状 反复的脑损伤史 确切的脑炎病史 动眼危象 在症状出现时，正在接受神经安定药治疗 1 个以上的亲属患病 病情持续性缓解 发病 3 年后，仍是严格的单侧受累 核上性凝视麻痹 小脑征 早期即有严重的自主神经受累 早期即有严重的痴呆，伴有记忆力，语言和行为障碍 锥体束征阳性（Babinski 征 +） CT 扫描可见颅内肿瘤或交通性脑积水 用大剂量左旋多巴治疗无效（除外吸收障碍） MPTP（一种阿片类镇痛药的衍生物）接触史

第三步：帕金森病的支持诊断标准。具有三个或以上者可确诊帕金森病
单侧起病 存在静止性震颤 疾病逐渐进展 症状持续的不对称，首发侧较重 对左旋多巴的治疗反应非常好（70%～100%） 应用左旋多巴导致的严重异动症 左旋多巴的治疗效果持续 5 年以上（含 5 年） 临床病程 10 年以上（含 10 年） 符合第一步帕金森综合征诊断标准的患者，若不具备第二步中的任何一项，同时满足第三步中三项及以上者即可临床确诊为帕金森病

二、帕金森病 H&Y 分级

见表 2。

表 2 帕金森病 H&Y 分级

0= 无体征
1.0= 单侧患病
1.5= 单侧患病，并影响到中轴的肌肉
2.0= 双侧患病，未损害平衡
2.5= 轻度双侧患病，姿势反射稍差，但是能自己纠正
3.0= 双侧患病，有姿势平衡障碍，后拉试验阳性
4.0= 严重的残疾，但是能自己站立或行走
5.0= 不能起床，或生活在轮椅上

附录 B

统一帕金森病评分量表

本量表评分越高，帕金森病病情越严重。

I．精神、行为和情绪

1. 智能损害

0= 正常。

1= 轻度记忆力下降，无其他智能障碍。

2= 中度记忆力下降，伴有定向障碍。中等程度处理复杂问题的能力下降。轻度自理能力下降，有时须别人提示。

3= 严重记忆力下降，伴时间和地点定向障碍，处理问题的能力严重受损。

4= 严重记忆力损害，仅保留对自身的判断能力。不能自行判断和处理问题。个人生活须他人照料，不能单独生活。

2. 思维障碍（痴呆和药物中毒）

0= 无思维障碍。

1= 有生动的梦境。

2= 有不严重的幻觉，但洞察力保留。

3= 幻觉或妄想，缺乏洞察力，可能影响日常生活。

4= 持续性的幻觉、妄想或明显精神障碍，不能自理。

3. 抑郁

0= 无抑郁。

1= 经常悲伤或内疚，但持续时间短。

2= 持续性抑郁，可持续 1 周或更长时间。

3= 持续性的抑郁和自主神经症状 (失眠、厌食、体重下降、缺乏兴趣)

4= 持续性的抑郁和自主神经症状，有自杀意图或倾向。

4. 主动性

0= 正常。

1= 与正常比缺乏主见，显得被动。

2= 缺乏主动性，对某些活动缺乏兴趣。

3= 缺乏主动性，对日常活动缺乏兴趣。

4= 完全没有兴趣，退缩。

5. 语言

    0= 正常。

    1= 轻度受影响，但理解无困难。

    2= 中度受影响，有时需要重复表达。

    3= 严重受影响，经常需要重复表达。

    4= 大多数时候听不懂。

6. 流涎

    0= 正常。

    1= 轻度，口水多，可能有夜间流涎。

    2= 中度，口水多，少量流涎。

    3= 明显，口水很多，中量流涎。

    4= 严重流涎，须不断用纸或手帕揩拭。

7. 吞咽

    0= 正常。

    1= 很少呛咳。

    2= 有时呛咳。

    3= 须要进软食。

    4= 须留置胃管或胃造口喂食。

8. 书写和笔迹

    0= 正常。

1= 轻度缓慢或字迹变小。

2= 中度缓慢或字迹变小，但各字均可辨认。

3= 严重影响，字迹中并非所有字都可辨认。

4= 大多数字不能辨认。

9. 刀切食物和使用餐具

0= 正常。

1= 有点缓慢和笨拙，但无须帮助。

2= 虽然缓慢而笨拙，但能切大多数食物，须要一些帮助。

3= 须别人切食物、挟菜，但能缓慢进食。

4= 须要喂食。

10. 穿衣

0= 正常。

1= 有些缓慢，但不需要帮助。

2= 偶尔需要帮助其系纽扣或将手臂放入衣袖。

3= 需要相当多的帮助，仅能单独完成少数动作。

4= 完全需要帮助。

11. 卫生

0= 正常。

1= 有些慢，但不需帮助。

2= 淋浴或坐浴须要人帮助，或在帮助下缓慢完成。

3= 洗面、刷牙、梳头或去洗手间均需人帮助。

4= 需用导尿管及其他便器。

12. 床上翻身和盖被褥

0= 正常。

1= 有些缓慢和笨拙，但不需要帮助。

2= 能独自翻身或盖好被褥，但有很大困难。

3= 有翻身和盖被褥的动作，但不能独立完成。

4= 完全不能。

13. 跌倒（与僵住无关）

0= 无。

1= 偶尔跌倒。

2= 有时跌倒，少于 1 次／天。

3= 平均每天跌倒 1 次。

4= 平均每天跌倒 1 次以上。

14. 行走时被僵住

0= 无。

1= 偶尔出现步行中僵住，仅在起步时呈犹豫状态
（起步难或十分缓慢）。

2= 偶尔行走中出现僵住，每天少于 1 次。

3= 常有僵住，偶尔因僵住而跌倒。

4= 经常因僵住而跌倒。

15. 步行

0= 正常。

1= 轻度困难，无手臂摆动或拖步。

2= 中度困难，很少需要帮助或无须支撑物。

3= 严重行走困难，需支撑物。

4= 即使有支撑物也不能步行。

16. 震颤（身体任何部位的震颤）

0= 无。

1= 轻度，不经常出现。

2= 中度，给病人造成麻烦。

3= 重度，干扰很多活动。

4= 极显著，大多数活动受干扰。

17. 与帕金森综合征有关的感觉

0= 无。

1= 偶尔有麻、刺或轻度疼痛。

2= 常有麻、刺或痛，病人不觉痛苦。

3= 频繁疼痛。

4= 剧烈疼痛。

Ⅲ . 运动检查

18. 言语

0= 正常。

1= 轻度的语言表达障碍，发音或声调异常。

2= 中度障碍，语音单调，含糊不清，能被理解。

3= 重度障碍，难于听懂。

4= 根本不能理解。

19. 面部表情

0= 正常。

1= 极轻微的表情异常。

2= 轻度而肯定的表情呆板。

3= 中度的面部表情损害，仍能张口。

4= 呈面具脸，面部表情严重或完全消失，张口时双唇仅分开 0.5cm 左右。

20. 静止性震颤（头、上肢、下肢）

0= 无。

1= 偶尔有轻度震颤。

2= 持久存在较小振幅的震颤或间断出现中等振幅的震颤。

3= 经常出现中等振幅的震颤。

4= 持续的大幅度震颤。

21. 双手动作性或位置性震颤

0= 无。

1= 轻度动作性震颤。

2= 中等幅度的动作性震颤。

3= 中等幅度的震颤，做某个动作和特定姿势时均出现。

4＝ 重度震颤，影响进食。

22．僵硬（坐位放松状态下检查肢体大关节的被动动作，不注重齿轮样感觉）

0＝ 无。

1＝ 轻微僵硬。

2＝ 轻到中度增高。

3＝ 明显增高，但最大关节活动可以容易地完成。

4＝ 严重增高，最大关节活动完成很困难。

23．手指捏合（拇指和食指最大幅度、最快频率的捏合）

0＝ 正常（≥ 15 次／5 秒）。

1＝11 ～ 14 次／5 秒；速度轻度减慢，幅度轻度变小。

2＝7 ～ 10 次／5 秒，中度损害，幅度越来越小，偶尔可有停顿。

3＝3 ～ 6 次／5 秒，严重损害，运动开始时犹豫或动作进行中有暂停现象。

4＝0 ～ 2 次／5 秒，几乎不能完成上述动作。

24．手部运动（单手最大幅度快速握拳、张开交替运动）

0＝ 正常。

1＝ 动作轻度减慢，幅度轻度减小。

2＝ 中度损害，幅度越来越小，似疲劳状，运动中偶尔有暂停。

3= 严重损害，动作开始时犹豫，动作进行中有暂停现象。

4= 几乎不能完成测试。

25. 双手快速轮替动作（双手同时旋前－旋后、垂直－水平运动，幅度尽可能大）

0= 正常。

1= 轻度减慢或幅度轻度变小。

2= 明显受累。幅度越来越小，偶尔有停顿状态。

3= 严重受累。动作开始时犹豫或动作进行中有暂停现象。

4= 几乎不能完成测试。

26. 下肢灵活度（快速反复踮起足跟使腿抬起，足跟抬高至少 6cm）

0= 正常。

1= 动作轻度减慢或幅度轻度变小。

2= 中度损害。幅度减小，易于疲劳，动作中偶尔有暂停。

3= 严重损害。动作开始时犹豫，动作进行中有暂停现象。

4= 几乎不能完成测试。

27. 坐椅起立（双手交叉抱在胸前，从靠背椅中起立）

0= 正常

1= 缓慢，可能须要尝试 1 次以上才完成。

2= 须撑椅子把手才起立。

3= 易跌回椅中；须尝试 1 次以上，没有他人帮助时，努力撑才能站起。

4= 无他人帮助不能站起。

28. 姿势

0= 正常。

1= 不完全立直，轻度前倾，犹如通常老年人状态。

2= 中度前倾姿势，显得异常；也可轻微向一侧倾斜。

3= 严重前倾、弯背，也可中度向一侧歪斜。

4= 躯体明显弯曲，姿势极度异常。

29. 步态

0= 正常。

1= 行走缓慢，可小步曳行，但无慌张或前冲步态。

2= 行走困难，但很少或无须扶持，可有一定程度的慌张、小步或前冲。

3= 严重步态障碍，需扶助。

4= 无法行走，甚至扶助时也无法行走。

30. 姿势平衡（睁眼直立、双足稍分开，做好准备。检查者自身后突然拉动肩部）

　　0= 正常。

　　1= 后仰，但无须帮助而恢复直立位。

　　2= 姿势反应消失。如检查者不扶住病人可跌倒。

　　3= 非常不稳，有自发失去平衡的倾向。

　　4= 无人扶助不能站立。

31. 身体运动迟缓和减少（包括协同缓慢、犹豫状态、手臂摆动减少，全身运动幅度小而慢）

　　0= 无。

　　1= 动作轻微减慢，可能伴摆动幅度减小。对某些人来说可能属正常。

　　2= 动作轻度减慢，肯定的动作减少，可有动作幅度减小。

　　3= 动作中度减慢，动作幅度减小。

　　4= 动作明显减慢，动作幅度减小或消失。

Ⅳ. 治疗的并发症（记录过去1周的情况）

　　a. 异动症

32. 持续时间：异动症状占一日觉醒时间的比率

　　0= 无。

　　1=1%～25%。

2=26％～50％。

3=51％～75％。

4=76％～100％。

33. 功能障碍：异动症所致的功能障碍的程度

0= 无功能障碍。

1= 轻度功能障碍。

2= 中度功能障碍。

3= 重度功能障碍。

4= 功能完全丧失。

34. 痛性异动症：异动症的疼痛程度

0= 无痛性异动症。

1= 轻度。

2= 中度。

3= 重度。

4= 极重。

35. 清晨出现的肌张力障碍

0= 无。

1= 有。

b. 症状波动

36. "关"期是否可以根据服药时间来预测

0= 不可预测。

1= 可以预测。

37. "关"期是否不能根据服药时间来预测

0= 可预测。

1= 不可预测。

38. "关"期是否均突然发生（几秒内）

0= 不是。

1= 是。

39. "关"期所占一日觉醒时间的比率

0= 无。

1=1％～ 25％。

2=26％～ 50％。

3=51％～ 75％。

4=76％～ 100％。

c. 其他并发症

40. 厌食、恶心或呕吐

0= 无。

1= 有。

41. 是否存在睡眠障碍，如失眠或嗜睡

0= 无。

1= 有。

42. 站立时是否有低血压或感觉头晕

0= 无。

1= 有。

V . 修订的 HOEHN&YAHR 分级

0 级 = 无疾病体征。

1 级 = 单侧肢体症状。

1.5 级 = 单侧肢体＋躯干症状。

2 级 = 双侧肢体症状，无平衡障碍。

2.5 级 = 轻度双侧肢体症状，后拉试验可恢复。

3 级 = 轻至中度双侧肢体症状，平衡障碍，保留
独立能力。

4 级 = 严重障碍，在无协助的情况下仍能行走或
站立。

5 级 = 病人限制在轮椅或床上，需人照料。

VI.SCHWAB&ENGLAND日常活动能力量表

100% = 完全独立，能做各种家务，速度不慢，毫无
困难。

90% = 完全独立，能做各种家务，速度稍慢、感觉
有些困难。

80% = 能独立完成大部分家务，感到吃力、速度缓慢。

70％＝不能完全独立，做某些家务较困难，须 3 ～ 4 倍的时间，须用 1 天的大部分时间完成家务。

60％＝轻度依赖，能做大部分家务，但极为缓慢和费力，出错误，某些家务不能完成。

50％＝更多地依赖他人，半数活动需要帮助，任何事情均感困难。

40％＝极依赖他人，在帮助下做各种家务，但很少能独立完成。

30％＝费力，偶尔一些家务可独立完成或只能完成开始一部分，需要更多的帮助。

20％＝不能独立完成任何事情，对少数家务能帮些忙，严重残疾。

10％＝完全依赖他人，不能自理，完全残疾。

0％＝吞咽障碍，大小便失禁，卧床不起。

附录 C

帕金森病的常用治疗药物及用药原则

一、帕金森病的常用治疗药物

帕金森病的用药原则以达到有效改善症状，提高生活质量为目标，用药宜从小剂量开始逐渐加量，以最小剂量达到满意效果。用药在遵循一般原则的同时也应强调个体化。根据患者的病情、年龄、职业及经济条件等因素采用最佳的治疗方案。药物治疗时不仅要控制症状，也应尽量避免药物不良反应的发生，并从长远的角度出发尽量使患者的临床症状能得到较长期的控制。

1. 抗胆碱能药物

主要是通过抑制颅内乙酰胆碱的活性，相应提高多巴胺效应。临床常用的是盐酸苯海索，1～2mg 每日 3 次。主要适用于震颤明显且年龄较轻的患者。老年患者慎用，狭角型青光眼及前列腺肥大患者禁用，主要不良反应有口干、视物模糊、便秘、排尿困难、影响智能，严重者有幻觉、妄想。

2. 金刚烷胺

可促进多巴胺在神经末梢的合成和释放，阻止其重吸收。对少动、僵直、震颤均有轻度改善作用，对异动症可能有效。50～100mg 每日 2～3 次，末次应在下午16：00 以前服用。不良反应有不宁腿、视物模糊、下肢网状青斑、踝部水肿等，但比较少见。肾功能不全、癫痫、严重胃溃疡、肝病患者慎用，哺乳期妇女禁用。

3. 单胺氧化酶 B（MAO-B）抑制药

通过不可逆地抑制颅内单胺氧化酶 B，阻断多巴胺的降解，相对增加多巴胺含量而达到治疗的目的。单胺氧化酶 B 抑制药可单药治疗新发、年轻的帕金森病患者，也可辅助复方左旋多巴治疗中、晚期患者。它可能具有神经保护作用，因此原则上推荐早期使用。国内单胺氧化酶 B 抑制药有司来吉兰（思吉宁、米多比、金思平），用法为 2.5～5mg 每日 2 次，晚上使用易引起失眠，故建议早上、中午服用。胃溃疡者慎用，禁与 5- 羟色胺再摄取抑制药合用。

4. 多巴胺受体激动药

可直接刺激多巴胺受体而发挥作用，是早期帕金森病患者的首选药物，也可与复方左旋多巴联用治疗中、晚期患者。年轻患者病程初期首选单胺氧化酶 B 抑制药或多巴胺受体激动药，这类药物的半衰期长，可以减少或推迟运动并发症的发生。本药均应从小剂量开始，逐渐加量，目前临床常用的非麦角类多巴胺受体激动药如下：

（1）吡贝地尔缓释片（泰舒达）：初始剂量 50mg，每日 1 次，第 2 周增至 50mg，每日 2 次，有效剂量每日 150mg，最大不超过每日 250mg。

（2）普拉克索（森福罗）：初始剂量 0.125mg，每日 3 次，每周增加 0.125mg，一般有效剂量 0.50 ～ 0.75mg，每日 3 次，最大剂量不超过每日 4.5mg。

使用多巴胺受体激动药症状波动和异动症的发生率低，但直立性低血压和精神症状发生率较高。常见的不良反应包括胃肠道症状、嗜睡、幻觉等。

5. 复方左旋多巴（包括左旋多巴／苄丝肼和左旋多巴／卡比多巴）

左旋多巴是多巴胺的前体，外周补充的左旋多巴可通过血 - 脑屏障，在颅内经多巴脱羧酶的脱羧转变为多巴胺，从而发挥替代治疗的作用。此类药物是治疗帕金森病最基本、最有效的药物，对震颤、僵直、运动迟缓等均有较好疗效。初始剂量 62.5 ～ 125mg，每天 2 ～ 3 次，根据病情逐渐缓慢增加剂量直至获较满意疗效而不出现不良反应时维持该剂量治疗。餐前 1 小时或餐后 1.5 小时服药。老年患者可尽早使用，年龄小于 65 岁，尤其是青年帕金森病患者应首选单胺氧化酶 B 抑制药或多巴胺受体激动药，当上述药物不能很好控制症状时再考虑加用复方左旋多巴。

国内常用复方左旋多巴标准片是美多巴和息宁。国外还有一种制剂是弥散型多巴斯肼，特点是容易在水中溶解、便于口服、吸收和起效快，而且作用时间与标准片相仿。适用于晨僵、餐后关闭状态、吞咽困难的患者。

不良反应有周围性症状（如恶心、呕吐、低血压、心律失常），中枢性症状有症状波动、异动症和精神症状等。活动性消化道溃疡者慎用，狭角型青光眼、精神病患者禁用。

6. 儿茶酚 -O- 甲基转移酶抑制药

通过抑制儿茶酚 -O- 甲基转移酶减少左旋多巴在外周的代谢，从而增加颅内左旋多巴的含量。临床常用的儿茶酚 -O- 甲基转移酶抑制药有恩他卡朋（柯丹），每次 $100 \sim 200mg$，服用次数与复方左旋多巴相同，两者合用可以增强疗效，改善症状波动以减少"关期"。恩他卡朋需与左旋多巴同时服用才能发挥作用，单用无效。不良反应有腹泻、头痛、多汗、口干、氨基转移酶升高、腹痛、尿色变黄等。

保护性治疗

原则上，帕金森病一旦确诊就应及早予以保护性治疗，以延缓疾病的进展并改善患者的症状。目前临床上作为保护性治疗的药物主要是单胺氧化酶 B 抑制药，曾报道司来吉兰＋维生素 E 治疗可以延缓疾病发展约 9 个月，推迟左旋多巴的使用时间，但尚需进一步证实。

症状性治疗

1．早期治疗（Hoehn-Yahr Ⅰ－Ⅱ级）

（1）何时开始用药：疾病早期病情较轻，对日常生活或工作尚无明显影响时可暂缓用药，应鼓励患者坚持工作，参与社会活动，可以进行心理疏导和功能锻炼。若疾病影响患者的日常生活或工作能力，或患者要求尽早控制症状时即应开始症状性治疗。

（2）首选药物原则：老年早期（<65 岁）患者不伴智能减退可选择：①非麦角类多巴胺受体激动药；②单胺氧化酶 B 抑制药；③金刚烷胺，若震颤明显而其他抗帕金森病药物效果不佳则可选用抗胆碱能药；④复方左旋多巴＋儿茶酚 -O- 甲基转移酶抑制药；⑤复方左旋多巴。

一般在①、②、③方案治疗效果不佳时加用其他药物。

但若因工作需要力求显著改善运动症状，或出现认知功能减退则可首选④或⑤方案，或可小剂量应用①、②或③方案，同时小剂量合用复方左旋多巴。

≥ 65 岁的患者或伴智力减低者：首选复方左旋多巴，必要时可加用多巴胺受体激动药、单胺氧化酶 B 或儿茶酚 -O- 甲基转移酶抑制药。苯海索因有较多不良反应尽可能不用，尤其老年男性患者，除非有严重震颤并明显影响日常生活能力且使用其他药物疗效不佳者。

2. 中期治疗（Hoehn-Yahr Ⅲ级）

早期阶段首选多巴胺受体激动药、单胺氧化酶 B 抑制药或金刚烷胺 / 抗胆碱能药物治疗的患者，发展至中期阶段，原有的药物不能很好地控制症状时应添加复方左旋多巴治疗；早期即选用低剂量复方左旋多巴治疗的患者，至中期阶段症状控制不理想时应适当加大剂量或添加多巴胺受体激动药、单胺氧化酶 B 抑制药、金刚烷胺或儿茶酚 -O- 甲基转移酶抑制药，必要时手术治疗。

3. 晚期治疗（Hoehn-Yahr Ⅳ – Ⅴ级）

晚期患者由于疾病本身的进展及运动并发症的出现，临床表现及其复杂，治疗处理也较困难。因此，早期治疗对策尤为重要，在治疗之初即应结合患者的实际情况制订合理的治疗方案，以期尽量延缓运动并发症的出现，延长患者有效治疗的时间窗。晚期患者的治疗既要继续改善运动障碍症状，又要处理一些药物的并发症，可以采取手术治疗；对于非运动并发症，以药物和康复治疗为主。

附录 D

帕金森病的手术治疗

一、手术的时机

1. 何时考虑手术治疗

尽管在充分、有效的药物治疗下，患者的运动功能障碍仍然影响日常生活或工作。对于帕金森病，左旋多巴制剂有效或曾经有效，药物"关"期每天累计超过 2 小时或异动时间每天累计超过 2 小时，每天服用左旋多巴在 5 次以上，或者包括左旋多巴、多巴胺受体激动药、儿茶酚 -O- 甲基转移酶抑制药三种药物联合治疗下，患者仍有以下一种或多种情形者应考虑手术治疗：

（1）药物的症状控制效果不能持续完整的一天。

（2）出现药物引起的异动症、剂末现象，并妨碍运动功能。

（3）可预期的或不可预期的运动波动。

（4）药物不能完全控制的震颤。

（5）药物不能完全控制的肌张力障碍。

（6）病人的日常活动如工作、娱乐、家务等受到很大影响。在满足上述条件的基础上，患者没有常规神经外科手术的禁忌证（出血倾向、感染等）；没有明显智力障碍或精神性疾病，在手术过程中愿意并能够合作者应考虑手术治疗。

2. 是否可以早期手术

目前对帕金森病早期是否可以手术治疗，是一个很敏感的话题。首先我们应该界定早期的含义：通常指病史在5年以内或者病史即使5年以上，但药物治疗有效且没有药物不良反应，或者Horn&Yahr分级为1级时应该都是病情的早期。但对于原发性帕金森病患者，早期应用左旋多巴制剂控制症状效果很好，少量的药物就能明显改善帕金森病症状，此时没有必要接受手术治疗，但以下情况例外：

（1）患者对所有抗帕金森病药物都有严重不良反应而无法接受药物治疗。

（2）有严重的震颤症状而且药物治疗无法控制症状者，为了改善其生活质量及工作能力，可以考虑早期干预。

（3）对于PARK基因阳性的年轻帕金森病患者，为了延缓长期服药导致不良反应的时间，可以考虑早期手术治疗。

（4）另外一个早期的概念是指帕金森病患者出现了开关现象、异动症等药物并发症3年以内，2013年的新英格兰杂志发表的一篇文章证实，此时脑起搏器手术治疗效果要优于单纯的药物治疗。

3. 病人年龄对手术效果的影响

除了病程以外，患者接受手术时的年龄对手术效果影响也很大。一般来讲，年轻的、偏身症状重、对左旋多巴的反应良好、全身健康状况比较好的病人手术效果较好；手术患者的年龄不宜过大，体质要比较好，头部CT、MRI 无其他严重的脑实质性病变及脑萎缩。

虽然年龄不是绝对限制，但身体素质还是很重要的。尽管手术本身不会造成病人死亡，但 70 岁以上，体质较差的患者术后容易出现的嗜睡和神志淡漠，有些患者会伴发肺部感染，高热，甚至有生命危险，这种悲剧是发生过的。特别是伴有高血压病、糖尿病、动脉硬化、心脏病和全身健康状况较差的病人术后发生并发症的概率会相对较多。

二、手术方法

目前帕金森病的外科手术方法有三种，即神经核团毁损术、脑深部电刺激术（俗称脑起搏器）、干细胞移植和基因治疗。

Ⓒ 导引 神经核团毁损术

颅内核团毁损术（如果采用微电极记录技术对靶点进行定位，也通常俗称为"细胞刀"）是指通过立体定向手术，破坏颅内功能异常兴奋核团来控制帕金森运动症状。破坏的方法通常为射频热凝毁损，伽马刀照射不能在术中验证手术部位的电生理特征，手术精确性降低，容易导致偏瘫，偏盲等并发症，而且起效慢，不建议使用。

毁损手术靶点主要是苍白球腹后内侧核（GPI）和丘脑腹后中间核（Vim）。丘脑 Vim 核毁损术仅能改善震颤及肌张力，但对于改善原发性帕金森病的动作迟缓、步态，特别是药物引起的异动症、剂末现象作用不大，目前主要用于以严重震颤为主的帕金森病患者或特发性震颤患者。苍白球毁损术能够显著改善帕金森病的震颤、肌僵直和动作迟缓，以及药物引起的异动症等，是最常用的治疗帕金森病的毁损手术，但对帕金森病患者的言语、认知功能、自主神经功能及步态障碍等中枢症状效果较差，对控制震颤稍逊于丘脑 Vim 核毁损术。虽然毁损手术具有潜在的手术风险，长期疗效可能减退以及不能行双侧手术的缺陷，但其手术费用便宜，对帕金森病部分症状有很好疗效，也是手术治疗的选择之一。

毁损手术效果已被公认，但毁损手术是一种破坏性手术，部分患者远期效果不尽人意，并且约 4% 的患者出现脑出血、靶点偏差等并发症，严重者出现偏瘫、昏迷，甚至危及生命。有严重认知功能缺损,不能控制的高血压、心脏病及凝血功能障碍或一般状况较差、不能耐受立体定向手术者不适合毁损手术。

毁损手术一般只能进行单侧手术,也就是控制一侧肢体症状。但是临床上90％的帕金森病患者存在双侧肢体症状和头面部症状。对这些患者只有进行双侧手术才能达到理想治疗效果,

毁损手术不宜双侧大脑同时手术,分期(两次毁损手术之间间隔6个月以上)双侧苍白球手术并发症也高达30％,术后大多数患者出现讲话声音减低、吞咽缓慢、流口水、乏力等症状;而双侧丘脑手术认知障碍、平衡障碍的并发症高达40％。即使分期对侧不对称靶点的毁损手术,其智能也可能有一定的损害,表现为反应迟钝和近记忆力减退,有相当一部分患者有大小便失禁的并发症。因此,毁损手术存在明显不足之处,双侧毁损手术更不宜提倡,目前国外已很少施行这种手术。已经做过一侧毁损手术的可以考虑行对侧的深部脑电极刺激术,可明显改善症状,而且发生严重并发症的概率要小得多。

脑深部电刺激术

脑深部电刺激术利用立体定向技术,把刺激电极植入大脑特定部位,通过慢性高频电刺激抑制异常电活动的神经元,根据不同的临床症状及疾病病情变化,可以

159

通过调控脑深部电极的刺激触点，输出的电流、电压、频率等多个因素来调节，来达到最佳治疗效果。刺激靶点为丘脑底核（STN）和苍白球腹后内侧核（GPI）和丘脑腹后中间核（Vim），其中丘脑底核电刺激最为常见，除了全面改善震颤、僵直，运动迟缓和异动症外，还可以使美多巴类药物剂量减少 50% 左右；年龄超过 70 岁，伴有轻度认知障碍的患者更适合苍白球电刺激；丘脑 Vim 核团仅用于极少数严重震颤的患者。

1．脑深部电刺激的优点

（1）对脑组织非破坏性影响。

（2）可调节。

（3）不良反应可逆。

（4）可重复开 - 关，以利精确评估治疗效果。

（5）双侧手术安全。

（6）保留了今后接受其他新治疗方法的可能性。

脑深部电刺激术这种神经调控治疗已逐步替代毁损手术，是目前最理想的外科治疗方法，被认为是帕金森病治疗的第二个里程碑（第一个里程碑为 1968 年发明的左旋多巴）。

2．理想的脑深部电刺激可能达到的效果

（1）在电刺激状态下，患者关期的运动功能类似术前药物"开"期的最佳状态。

（2）"关"期减少。

（3）异动症及运动波动减少。

（4）震颤、僵直、运动迟缓等运动症状明显改善。

（5）可以控制双侧症状，尤其是起立、开步、转身及翻身等症状。

（6）"开"期可以改善的语言障碍脑深部电刺激术后可获改善。

（7）轻度的姿势不稳可以改善，但严重平衡障碍难以改善。

由于理想的脑深部电刺激术手术除了在震颤控制方面优于抗帕金森药物，在其他症状控制上只能相当于药物"开"期的最佳状态，对于左旋多巴无效的吞咽困难、构音障碍和跌倒、直立性低血压、抑郁和认知障碍、便秘、尿失禁和体温调节障碍等症状无效。因此，脑深部电刺激术术前评估特别是左旋多巴冲击试验就显得尤为重要，因为它可以使病人对脑深部电刺激术治疗有一个较现实的期望值。

3. 脑深部电刺激术手术适应证

患者左旋多巴冲击试验应使药物"开"时的 UPDRS 运动评分比"关"时增加 30% 以上。虽然说脑深部电刺激术的不良反应可以通过脑深部电刺激术程控来尽可能调节，但有时刺激产生治疗作用的同时也不可避免地产生不良反应。常见的不良反应包括异动症（仅见于 STN

刺激初期）、肌张力过低、眼睑张开困难、认知障碍、情绪障碍等，这些不良反应有些通过刺激参数的调节可改善，有些经过一段时间适应后逐渐消失，有些不良反应可能伴随着刺激的治疗作用长期存在。

基因治疗和干细胞移植术

尽管目前临床应用的帕金森病药物治疗和手术治疗方法很多，但还都是针对症状的治疗，并不能阻止疾病的进展，许多学者寄希望于能够达到神经功能修复的帕金森病基因治疗和干细胞移植的研究和发展。

1. 基因治疗

基因治疗就是用特定的方法使有缺陷的基因恢复正常，帕金森病与许多基因的缺陷有关，是一种较为适合基因治疗的疾病。目前帕金森病的基因治疗目的主要如下。

（1）神经保护：通过抑制细胞凋亡、营养保护细胞、清除自由基等神经保护方法，减少帕金森病患者颅内多巴胺能神经元的缺失和凋亡，使黑质多巴胺能神经细胞的缺失比例在 80% 以下，避免出现临床症状；

（2）神经修复：通过增强颅内多巴胺的合成以及外源性补充替代多巴胺能神经元对黑质及其周围微环境进行恢复重建。

（3）功能重建：通过立体定向技术将基因修饰物直接注射到基底节环路，调整神经环路上输入、输出部位的兴奋性状态，重建环路功能平衡。

由于可供选择的移植基因很多，不同策略的基因联合移植帕金森病是目前的发展方向，载体的选择向安全、有效、转染率高的方向努力，对靶细胞更倾向于临床实验的应用。如果基因治疗取得突破，也许帕金森病会成为可以治愈的疾病。

2. 干细胞移植

干细胞是一类具有自我更新和分化潜能的细胞，具有变化为其他细胞的本领。帕金森病为中脑黑质多巴胺能神经元的变性死亡导致的疾病，如果人为地将干细胞诱导分化为多巴胺能神经元，就可以达到治疗帕金森病的目的；另外，移植的干细胞除了替代功能外，还起到"细胞伙伴"的作用，提供神经保护、促进病变组织的自我修复。干细胞来源主要有胚胎干细胞、神经干细胞和骨髓基质干细胞。干细胞移植要确保移植物有一定的存活时间和移植物本身的安全性，延长移植物的存活时间，确保存活后能够正常地分泌神经递质是移植治疗帕金森病必须面对的问题。

后　记

　　《帕金森病导引康复法（图解）》是一本涵盖中医导引学、中医心理学与西医神经外科、运动医学等诸多专业知识的科普读物。书中除了有关帕金森病临床症状等方面措辞比较专业外，在讲述导引康复知识和讨论相关问题时都采用了口语化的方式，这也是希望能让帕金森病患者及其护理人员能够更好地学习和使用。

　　多年来，我们从中医导引学与功能神经外科两个完全不同的领域了解帕金森病、接触帕金森病患者。虽然专长各有不同，但有一点是相同的，那就是我们都逐渐成为帕金森病患者的朋友。

　　每当看到朋友们状况有好转，我们会为之雀跃；当得知朋友们的痛苦和艰难，我们会感到揪心……多年来，我们和帕金森病友们一起努力，研究发现的问题，探索解决的方案，并将这些成功的经验与朋友们分享，勉励他们科学治疗，积极康复，努力以最好的状态迎接医学技术的重大突破。

　　大约十余年前，有位网友讲了这样一句话"帕金森病不是生命的终结，而是新生活的开始！"这位大智慧的网友讲得太精彩了，这么多年来我们一直用这句话勉励患帕金森病的朋友们。

我们知道目前世界范围内尚无具有普遍治愈帕金森病症状的技术和方法，我们同样知道科学康复手段的介入对帕金森病患者的重要意义，编写本书就是为帕金森病患者在人生新旅途上准备一支拐杖，帮助他们走得更稳、更远。

我们鼓励帕金森病友最多的一句话是：办法总比困难多，我们一起想办法克服。本书中的很多方法也都是集思广益的结果。包括第一届中国香港帕金森病会主席卢永年女士、上海退休工程师杨仲麟先生、上海交通大学医学院附属瑞金医院陈生弟主任、上海中医药大学附属龙华医院针灸科裴建主任、中国人民解放军总医院普通外科徐迎新主任医师、留美医学博士徐勤生等诸多帕金森病病友和治疗专家，大家都以一颗公益、博爱之心，毫无保留地付出着，事实上我们正是在这样一股强大的正能量推动下，克服种种困难走到今天。可以说本书是西医神经内科、外科、中医神经内科、针灸科和上海传承导引医学研究所全体同仁们共同努力的结果。在此我们对为本书作序的施杞教授、孙伯民主任医师、邵明博士表示感谢，对悉心绘制《易筋经十二势经筋导引图谱》的范峤青老师表示感谢。对为本书的编辑出版做了大量基础工作的严石卿先生表示感谢。

癸巳年世界帕金森病日

严蔚冰、李殿友书于上海科学会堂

中国科学技术出版社·中医原创图书推荐

书　名	作　者	定价（元）
中医临床		
柴松岩妇科思辨经验录：精华典藏版	滕秀香	68.00
印会河脏腑辨证带教录	徐远	35.00
印会河理法方药带教录	徐远	35.00
人体经筋解剖图谱：图解学习人体经筋解剖及筋结点	刘春山，刘菏婧	68.00
人体经筋循行地图	刘春山，刘菏婧	59.00
针灸经外奇穴图谱	郝金凯	182.00
《黄帝内经》七论新编	阎钧天	39.80
《金匮要略》经纬	阎钧天	39.80
五运六气推算与应用	阎钧天	39.80
运气伤寒临证指南	阎钧天	39.80
男科疾病中西医诊断与治疗策略	邹如政	39.80
扶阳显义录	王献民，张宇轩	45.00
百治百验效方集	卢祥之	29.50
百治百验效方集·贰	张勋，张湖德	35.00
百治百验效方集·叁	张勋，张湖德	35.00
王光宇精准脉诊带教录	王光宇	29.50
王光宇诊治癌症带教录	王光宇	35.00
中医脉诊秘诀：脉诊一学就通的奥秘	张湖德，王仰宗	29.50
胡思荣中医临床带教录	左明晏，许从莲	29.50